Sebastian Mittelhaus

NKX2.5 / BMP4 - Mutationen bei ASD II Patienten und Methodenanalyse

Sebastian Mittelhaus

NKX2.5 / BMP4 - Mutationen bei ASD II Patienten und Methodenanalyse

Südwestdeutscher Verlag für Hochschulschriften

Impressum / Imprint
Bibliografische Information der Deutschen Nationalbibliothek: Die Deutsche Nationalbibliothek verzeichnet diese Publikation in der Deutschen Nationalbibliografie; detaillierte bibliografische Daten sind im Internet über http://dnb.d-nb.de abrufbar.
Alle in diesem Buch genannten Marken und Produktnamen unterliegen warenzeichen-, marken- oder patentrechtlichem Schutz bzw. sind Warenzeichen oder eingetragene Warenzeichen der jeweiligen Inhaber. Die Wiedergabe von Marken, Produktnamen, Gebrauchsnamen, Handelsnamen, Warenbezeichnungen u.s.w. in diesem Werk berechtigt auch ohne besondere Kennzeichnung nicht zu der Annahme, dass solche Namen im Sinne der Warenzeichen- und Markenschutzgesetzgebung als frei zu betrachten wären und daher von jedermann benutzt werden dürften.

Bibliographic information published by the Deutsche Nationalbibliothek: The Deutsche Nationalbibliothek lists this publication in the Deutsche Nationalbibliografie; detailed bibliographic data are available in the Internet at http://dnb.d-nb.de.
Any brand names and product names mentioned in this book are subject to trademark, brand or patent protection and are trademarks or registered trademarks of their respective holders. The use of brand names, product names, common names, trade names, product descriptions etc. even without a particular marking in this works is in no way to be construed to mean that such names may be regarded as unrestricted in respect of trademark and brand protection legislation and could thus be used by anyone.

Coverbild / Cover image: www.ingimage.com

Verlag / Publisher:
Südwestdeutscher Verlag für Hochschulschriften
ist ein Imprint der / is a trademark of
OmniScriptum GmbH & Co. KG
Heinrich-Böcking-Str. 6-8, 66121 Saarbrücken, Deutschland / Germany
Email: info@svh-verlag.de

Herstellung: siehe letzte Seite /
Printed at: see last page
ISBN: 978-3-8381-3762-9

Zugl. / Approved by: Berlin, Charité Universitätsmedizin Berlin, Diss., 2012

Copyright © 2013 OmniScriptum GmbH & Co. KG
Alle Rechte vorbehalten. / All rights reserved. Saarbrücken 2013

Inhaltsverzeichnis

1. EINLEITUNG 4
1.1 Ostium secundum Defekt (ASD II) 4
1.1.1 Epidemiologie und Ätiologie 4
1.1.2 Pathophysiologie 7
1.1.3 Klinik 8
1.1.4 Diagnostik 9
1.1.5 Therapie und Prognose 10
1.2 Genetische Grundlagen kardialer Septumdefekte 11
1.3 Funktion des *NKX2.5*-Gens am Herzen 14
1.4 Funktion des *BMP4*-Gens am Herzen 17
1.5 Methoden zur Mutationsdetektion 21
1.6 Aufgabenstellung und Ziele 24

2 PATIENTENKOLLEKTIV, MATERIAL UND METHODEN 26
2.1 Patientenkollektiv 26
2.2 Material 27
2.3 Geräte 31
2.4 Molekularbiologische Methoden 34
2.4.1 Präparation genomischer DNA aus Vollblut 34
2.4.2 Polymerasekettenreaktion (PCR) 35
2.4.3 Gelelektrophorese 37
2.4.4 SSCP- und Heteroduplex-Analyse 38
2.4.5 Färbung der Acrylamidgele 41
2.4.6 Restriktionsfragment-Längenpolymorphismen (RFLP) 42
2.4.7 Quantitative Real Time PCR (qRT-PCR) 43
2.4.8 DHPLC-Analyse 45
2.4.9 Sequenzierung 48
2.4.10 PCR-gestützte, gerichtete Mutagenese 51

3 ERGEBNISSE ... 52
3.1 Mutationsscreening *NKX2.5* und *BMP4* ... 52
3.1.1 Primeroptimierung ... 52
3.1.2 Zusatzversuche ... 56
3.1.3 Konservierung in der Evolution ... 57
3.1.4 SSCP-Analysen ... 59
3.1.5 Zusammenfassung der Mutationsscreening-Ergebnisse ... 60
3.1.6 Genotypisierung ... 63
3.2 Evaluierung angewendeter Mutationsdetektionstechniken ... 66
3.2.1 Vorbereitung des zu untersuchenden Ausgangsmaterials ... 67
3.2.2 Verdünnungsreihe mit absoluter Quantifizierung durch qRT-PCR ... 68
3.2.3 Etablierung der DHPLC-Methode (Wave System) ... 74
3.2.4 Analyse des bearbeiteten Probenmaterials mit SSCP, DHPLC und DNA-Direktsequenzierung ... 77
4 DISKUSSION ... 88
4.1 Patientenkollektiv ... 88
4.2 Analyse der gefundenen genetischen Varianten im *NKX2.5* und *BMP4* ... 89
4.3 Pathogenetische Bedeutung des *NKX2.5*-Gens ... 94
4.4 Pathogenetische Bedeutung des *BMP4*-Gens ... 98
4.5 Genetische Heterogenität des Ostium secundum Defekts ... 103
4.6 Methodische Aspekte / Fragestellungen ... 106
4.6.1 Polymerasekettenreaktion (PCR) ... 106
4.6.2 Quantitative Real-Time PCR (qRT-PCR) ... 107
4.6.3 Mutationsscreening *NKX2.5*- und *BMP4*-Gen mittels SSCP ... 108
4.6.4 Wertung der SSCP-Ergebnisse des Methodenvergleichs ... 110
4.6.5 Sensitivität der SSCP-Methode ... 115
4.6.6 Wertung der DHPLC-Ergebnisse des Methodenvergleichs ... 118
4.6.7 Vergleich der beiden Screeningmethoden SSCP und DHPLC ... 121
4.6.8 Beurteilung der Sequenzierungsmethode in dieser Arbeit ... 123
4.7 Ausblick ... 125
5 ZUSAMMENFASSUNG ... 127

6 ABKÜRZUNGSVERZEICHNIS 129

7 LITERATURVERZEICHNIS 133

8 PUBLIKATIONSLISTE 149

1 Einleitung

1.1 Ostium secundum Defekt (ASD II)

1.1.1 Epidemiologie und Ätiologie

Angeborene kardiovaskuläre Malformationen stellen mit einer vom Schweregrad der Anomalie abhängigen Inzidenz von etwa 4 bis 75 / 1000 Lebendgeborenen / Jahr die größte Gruppe humaner Geburtsfehler dar.[1,2] Trotz des diagnostischen und therapeutischen Fortschritts verursachen angeborene Herzfehler immer noch eine signifikante Morbidität und Mortalität in der westlichen Bevölkerung.[3] Kardiale Septumdefekte bilden dabei mit etwa 50% die größte Gruppe der angeborenen Herzfehler.[4]

Die Ätiologie der meisten Herzfehlbildungen ist sehr komplex und heterogen, wobei Abweichungen in der Herzentwicklung während der Embryogenese insbesondere in den Entwicklungsphasen ab dem 24. Tag nach der Ovulation eine entscheidende Rolle spielen. Die modulare Entwicklung des Herzens verläuft in verschiedenen Stadien, in welchen sich charakteristische Ereignisse unterscheiden lassen (Abb. 1a).[4-6] Der für die regelrechte morphologische Differenzierung des Herzens notwendige genaue zeitliche Ablauf unterschiedlicher, zelltypspezifischer Genexpressionsmuster ist dabei abhängig von der Interaktion zahlreicher, während der Embryonalentwicklung präzise regulierter, evolutionär konservierter Transkriptionsfaktoren und spezifischer Signalwege.[5-9] Für die Pathogenese von strukturellen Defekten des Herzens werden definierte genetische Veränderungen während distinkter Entwicklungsschritte als Teilkomponente verantwortlich gemacht.[5,6,8]

Der im Bereich der Fossa ovalis lokalisierte Ostium secundum Defekt, der auch als atrialer Septum Defekt Typ II (ASD II) bezeichnet wird, tritt unter Bevorzugung des weiblichen Geschlechts als isolierte nichtsyndromale Anomalie in etwa 7-10 % aller Individuen mit angeborenen Herzfehlern auf. Bei einem Teil der Patienten tritt diese Malformation in Assoziation mit komplexen Herzfehlbildungen, einer

Chromosomenanomalie oder einem genetischen Syndrom auf.[5,7,10-12] Ein autosomal - dominantes Vererbungsmuster konnte in einigen Studien nachgewiesen werden, wobei in diesen Familien die Inzidenz angeborener Herzfehler bei Patienten mit Ostium secundum Defekt teilweise deutlich erhöht war. In einer Familie, in der bereits ein oder mehrere Verwandte einen isolierten Ostium secundum Defekt aufweisen, beträgt die Wahrscheinlichkeit für ein erneutes Auftreten dieses Defektes etwa 7%.[4-7,11] Neben der Fehlregulation eines definierten genetischen Programms müssen auch teratogene bzw. exogene Umweltfaktoren als nicht-genetische Komponente im Sinne eines multifaktoriellen Geschehens in Betracht gezogen werden.[5,12,13] Für die molekulare Morphogenese des atrialen Septums sind die Entwicklungsphasen ab dem 60. Tag nach der Ovulation von größerer Bedeutung (Abb. 1b).[6]

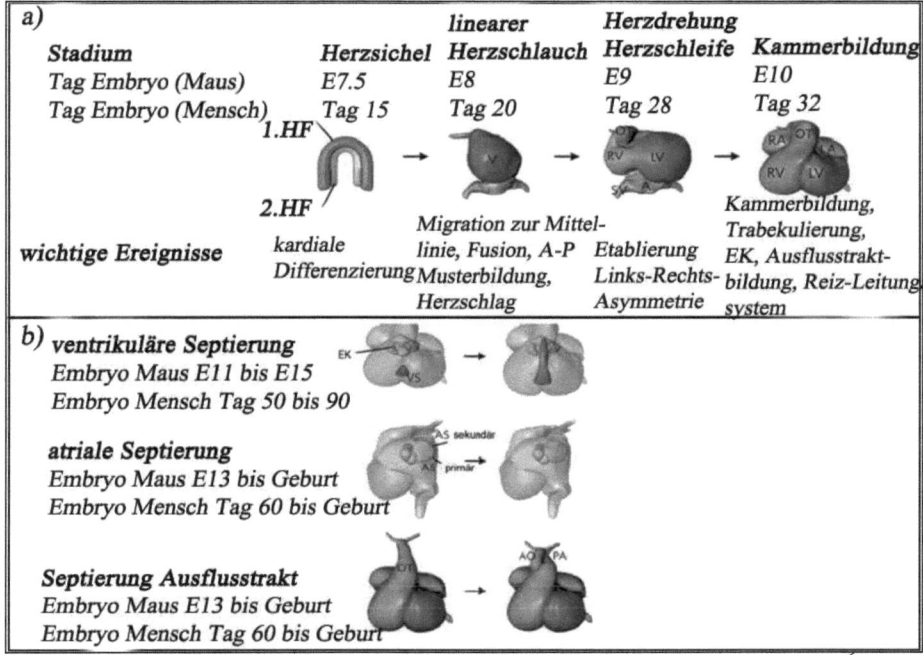

Abb. 1: Modulare Struktur der kardialen Morphogenese (modifiziert nach [6])

a) Vereinfachte Darstellung der Stadien der Herzentwicklung mit den wichtigsten Ereignissen, *1.HF:1.Herzfeld, 2.HF: 2. Herzfeld, RV: rechter Ventrikel, LV: linker Ventrikel, RA: rechter Vorhof, LA: linker Vorhof, SV: Sinus venosus, V:Ventrikel, OT: Ausflusstrakt*

b) Entwicklung der Septen im Ventrikel (VS), Atrium (AS) und Ausflusstrakt (OT) , *EK: Endokardkissen, AO:Aorta, PA:Pulmonalarterie*

Die Ausdifferenzierung des primitiven Vorhofs ist wesentlich geprägt durch die Entwicklung des Septum primum und des Septum secundum, welche im Verlauf der intrakardialen Septierung komplexen Modifikationen unterliegen. Bei defizienter bzw. insuffizienter Embryonalentwicklung des Vorhofseptums können strukturelle Defekte mit unterschiedlicher Lokalisation auftreten.[14,15] Es wird angenommen, dass der charakteristische Substanzdefekt des Septum secundum beim ASD II auf der Grundlage von Apoptosevorgängen durch konfluierende Fenestrierungen im posterosuperioren Teil des Septum primum oder in Folge einer ausbleibenden Fusion unterschiedlicher Gewebeanteile entsteht, wobei Form und Größe des Defekts beträchtlich variieren können (Abb. 2).[8-11,14-16]

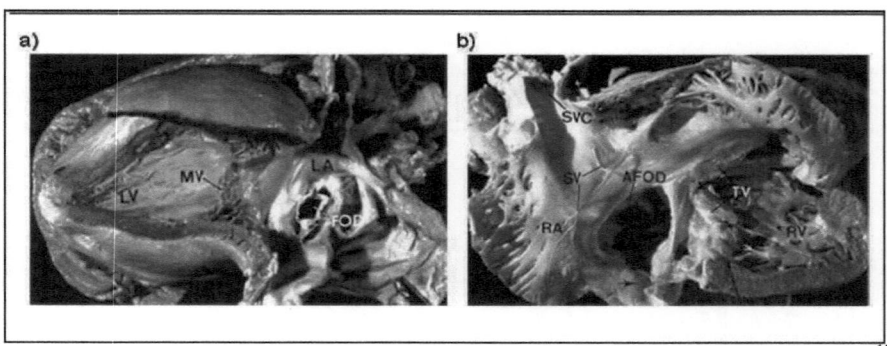

Abb. 2: Makropathologische Darstellung des Ostium secundum Defekts (aus [17])

a) Darstellung eines Ostium secundum Defekts (FOD) in linksatrialer / linksventrikulärer Ansicht, *LV: linker Ventrikel, MV: Mitralklappe, LA: Linker Vorhof*

b) Darstellung eines atypisch großen Ostium secundum Defekts (AFOD),

RA: rechter Vorhof, RV: rechter Ventrikel, SV: Reste des Sinus venosus, SVC: Vena cava superior, TV: Trikuspidalklappe

1.1.2 Pathophysiologie

Pathophysiologisch lassen sich orientierend kongenitale azyanotische Herzfehler mit oder ohne Links-Rechts-Shunt von kongenitalen zyanotischen Herzfehlern mit Rechts-Links-Shunt unterscheiden. Der ASD II gehört pathophysiologisch zur Gruppe der azyanotischen angeborenen Vitien mit Links-Rechts-Shunt. Das hämodynamische Korrelat ist dabei die durch einen Substanzdefekt des Vorhofseptums vermittelte Verbindung von Lungen- und Systemkreislauf.[18] Ein Teil des Blutes gelangt über den Defekt vom linken in den rechten Vorhof und erreicht über den rechten Ventrikel und die Lungenstrombahn wieder den linken Vorhof. Resultat ist eine Volumenbelastung des rechten Herzens mit Rezirkulation des Shuntvolumens im kleinen Kreislauf mit relativer Stenose der Trikuspidal- und der Pulmonalklappe.[5,10,11,18-20]

Primäre Faktoren, welche die Größe des Links-Rechts-Shunts beeinflussen, sind der Druckgradient zwischen linkem und rechtem Vorhof, Unterschiede in der Dehnbarkeit zwischen linkem und rechtem Vorhof sowie zwischen rechtem und linkem Ventrikel, die im Vergleich zum linken Ventrikel vermehrte Compliance des rechten Ventrikels sowie die Defektgröße. Der gesteigerte Lungendurchfluss führt zu einer Dilatation des rechten Herzens. Die progrediente Hypertrophie des rechten Ventrikels, verursacht durch die Druckbelastung infolge von Widerstandserhöhungen im Lungenkreislauf, resultiert in einer Abnahme der Dehnbarkeit des rechten Ventrikels, einer Reduktion der diastolischen Funktion und letztendlich auch einer Verringerung des Links-Rechts-Shunts. Die Progression einer pulmonalen Hypertonie führt zu einer funktionellen Beeinträchtigung des rechten Ventrikels während der Systole (Entleerungsarbeit) und damit zu einer erhöhten Druckbelastung der rechten Kammer. Dieser pathophysiologische Prozess mit resultierendem Rechts-

Links-Shunt wird als „Eisenmenger Reaktion" bezeichnet.[5,10,11,18-20]

1.1.3 Klinik

Junge Patienten und Erwachsene mit Ostium secundum Defekt sind aufgrund der Adaptation des rechten Herzens an das vermehrte Schlagvolumen in Form von Vergrößerung und Mehrarbeit oft asymptomatisch. Bei Neugeborenen mit einem ASD von bis zu 8 mm Durchmesser verschließen sich die Mehrzahl der Defekte spontan in der frühen Kindheit bzw. kommt es zu einer Abnahme der Defektgröße.[21] Bei mittleren und größeren ASDs mit einem Shuntvolumen von 30-50% bzw. > 50% des Pulmonaldurchflussvolumens nehmen die Beschwerden mit dem Lebensalter zu. Häufige Gründe dafür sind die mögliche Zunahme der pulmonalen Hypertonie mit konsekutiver Zunahme von Volumen und Druck des rechten Ventrikels, die Abnahme der Dehnbarkeit des linken Ventrikels sowie das Auftreten von Herzrhythmusstörungen.[5,10,18-20] Die häufigsten Symptome sind Belastungsdyspnoe, Einschränkung der Leistungsfähigkeit, Schwindel, Migräne, rezidivierende bronchopulmonale Infekte und durch meist supraventrikuläre Tachykardien bedingte Palpitationen, wobei Herzrhythmusstörungen insbesondere Vorhofflimmern, aber auch Vorhofflattern und paroxysmale Tachykardie bei einem Großteil der über 60-jährigen Patienten auftreten.[5,10,18-20,22-25] Nicht selten kommt es zur Entstehung einer linksventrikulären Dysfunktion mit einem reduziertem Herzindex (Herzminutenvolumen/Körperoberfläche), wobei reversible mechanische Faktoren mit Beeinträchtigung der diastolischen Funktion, messbar am linksventrikulären enddiastolischen Druck (LVEDP), eine Rolle zu spielen scheinen.[18,26] Eine pulmonale Hypertonie im moderaten bis schweren Stadium entwickeln bis zu 10% der erwachsenen ASD II Patienten mit Bevorzugung des weiblichen Geschlechts.[27] Häufige, im weiteren Verlauf zum Tode führende Ursachen beim ASD sind Herzversagen, paradoxe Embolie insbesondere bei begleitendem Septumaneurysma mit der Folge eines ischämischen Hirninfarktes, rezidivierende bronchopulmonale

Infekte, Hirnabszess und Pulmonalarterienruptur.[5,10,11,18-20,22-25,28]

1.1.4 Diagnostik

Die Echokardiographie als diagnostische Methode der Wahl, aber auch die Magnetresonanztomographie (MRI) werden zur Beurteilung der Morphologie des Septums, der Lokalisation und Größe des Defekts sowie der Evaluierung des Links-Rechts-Shunts herangezogen. Bei signifikanter Volumenüberlastung und Vergrößerung des rechten Ventrikels findet man eine pulmonalarterielle und rechtsventrikuläre Dilatation sowie eine anteriore systolische bzw. abgeflachte Septumbewegung. Ursächlich für die systolische Wandbewegungsumkehr ist die diastolische Abflachung des linken Ventrikels mit Dorsalverlagerung des Septums.[10,18,20] Die Druckgradientenmessung an den rechts- und linksseitigen Herzklappen erfolgt sowohl mittels Dopplersonographie als auch im Rahmen einer invasiven Untersuchung durch Herzkathetermessung, welche allerdings nicht die diagnostische Maßnahme der Wahl darstellt.[18]

Bei der körperlichen Untersuchung wegweisend sind auskultatorisch ein fixiert gespaltener 2. Herzton, ein durch die relative Pulmonalstenose bedingtes grobes systolisches Austreibungsgeräusch mit p.m. über 2 L 2 sowie nicht selten ein durch die relative Trikuspidalklappenstenose bedingtes frühdiastolisches Austreibungsgeräusch über 4 L 2. Hauptmerkmale im EKG sind häufig ein kompletter bzw. inkompletter Rechtsschenkelblock in den rechtspräkordialen Ableitungen als Zeichen für eine Vergrößerung des rechtsventrikulären Ausstromtrakts sowie eine Rechtsherzhypertrophie, erkennbar an einem erhöhten Sokolow-Lyon-Index und an einer ausgeprägten R-Zacken Amplitude in den rechtspräkordialen Ableitungen.[5,10,11,18,19,25]

1.1.5 Therapie und Prognose

Ab einem Lebensalter von 40 Jahren ist die Wahrscheinlichkeit von sich entwickelnden Symptomen bei vorheriger Asymptomatik aufgrund der Zunahme des Links-Rechts-Shunts erhöht.[28-30] Pharmakologische Strategien spielen bei der Behandlung des Ostium secundum Defekts nur eine untergeordnete Rolle. In der Literatur wird kontrovers bezüglich der Indikation für eine chirurgische Intervention diskutiert. Ein Großteil der Patienten mit einem hämodynamisch erfassbaren pulmonal-systemischen Blutflussverhältnis Qp/Qs im Bereich von 1,5: 1 bis 2: 1 wird einer operativen Intervention unterzogen.[18,28-32] Ziel ist es dabei das Risiko irreversibler kardialer Schäden infolge der chronischen Volumenbelastung des rechten Herzens, von Schäden des Lungengefäßsystems sowie von paradoxen Embolien zu reduzieren. Neben dem klassischen offenen chirurgischen Defektverschluss haben verschiedene katheterinterventionelle Verfahren mit dem Vorteil geringerer Invasivität einen festen Platz im therapeutischen Spektrum. Beide Optionen zum Verschluss des Defekts liefern vergleichbar hervorragende Kurz- und Langzeitergebnisse mit Erfolgsraten zwischen 92% und 98% bei einer Komplikationsrate unter 5%.[31-41]

Der Verschluss des Defekts führt in den ersten Jahren in unterschiedlichen Zeitintervallen zu morphologischen, konduktiven und hämodynamischen Veränderungen, welche schließlich in einer fast vollständigen Normalisierung der Struktur und Funktion des Herzens mit deutlicher Reduzierung der klinischen Symptomatik und Erhöhung der körperlichen Leistungsfähigkeit resultieren.[33,38] Die Letalitätsrate liegt bei Berücksichtigung des Patientenalters und von Begleiterkrankungen im Bereich von weniger als 1% bis maximal 3,3%. Die 10-Jahres-Überlebensrate beträgt ca. 90%.[23,24,28-30, 34,37, 39-41]

1.2 Genetische Grundlagen kardialer Septumdefekte

Zahlreiche kardiale Transkriptionsfaktoren und Signalmoleküle interagieren kooperativ auf DNA-Ebene funktionell sowie strukturell in komplexen regulatorischen Netzwerken und steuern auf diese Art die kardialen morphogenetischen Programme in frühen und späteren Stadien der Herzentwicklung.[4-6,9,11,42,43] Die wichtigsten Vertreter stammen aus den *GATA-, NKX2-, TBX-, HAND-, NFAT*-sowie *Mef2*-Genfamilien. Insbesondere *NKX2.5, GATA-4* und verschiedene *T-Box*-Faktoren regulieren die Differenzierung mesodermaler Vorläuferzellen durch zelltypspezifische Genexpression schon in den frühen Entwicklungsstadien während der Ausbildung der Herzsichel und des linearen Herzschlauchs (Abb. 1a).[6] Diese myokardialen Transkriptionsfaktoren sind auch in den späteren Stadien, in denen die Kammerbildung, Reifung und Septierung des Herzens stattfindet, von entscheidender Bedeutung, wobei durch ein kammerspezifisches Genexpressionsprogramm die Myokarddifferenzierung durch Zell-Zell- und Zell-Substrat-Interaktionen auch unter Beteiligung von Cadherinen und Integrinen unterstützt wird. Positive, sich verstärkende Regulationskreise sowie inhibierende Regulationskreise dienen in diesem evolutionär konserviertem Netzwerk der Steuerung und Kontrolle der kardialen Induktion sowie der spezifischen Myo- und Morphogenese (Abb. 3a).[4-6,42-49] Die transkriptionelle Aktivität der einzelnen Faktoren wird außerdem durch Phosphorylierungsvorgänge moduliert. Die drei am besten untersuchten Signalwege, die wesentlich die Kardiogenese im Mesoderm und die kardiomyozytäre Proliferation und Differenzierung durch atriale und ventrikuläre Transkriptionsprogramme bestimmen, sind der TGF-β/BMP-Signalweg, der Wnt/β-Catenin-Signalweg sowie der FGF-Signalweg.[5,6,42-44]

Mithilfe von genetischen Kopplungsanalysen, Durchführung von Korrelationsuntersuchungen zwischen betroffenen Verwandten sowie durch Mutationsscreening von Suszeptibilitätsgenen wurden Informationen bezüglich genetischer Einflüsse für die Pathogenese angeborener kardialer Septumdefekte gewonnen. Die heterogene

Komposition des Vorhofseptums bedingt die Anfälligkeit gegenüber endogen-genetischen und exogenen Einflüssen.[5] Mittlerweile wurde eine Vielzahl von Mutationen in den Genen verschiedener Transkriptionsfaktoren bei Patienten mit kardialen Septumdefekten identifiziert, die für strukturelle oder regulatorische Elemente des Sarkomers kodieren zu scheinen.[5,6,46-49] Die Frequenz genetischer Veränderungen im Kontext mit kardialen Septumdefekten ist unterschiedlich hoch, wobei trotz funktioneller Unterschiede in den betroffenen Proteinen gleiche phänotypische Veränderungen resultieren. Dabei sind sowohl syndromale Manifestationen mit autosomal-dominantem Vererbungsmuster als auch nicht-syndromale isolierte Formen mit genetischen Variationen beschrieben worden (Abb.3b).[6,46-49]

a)

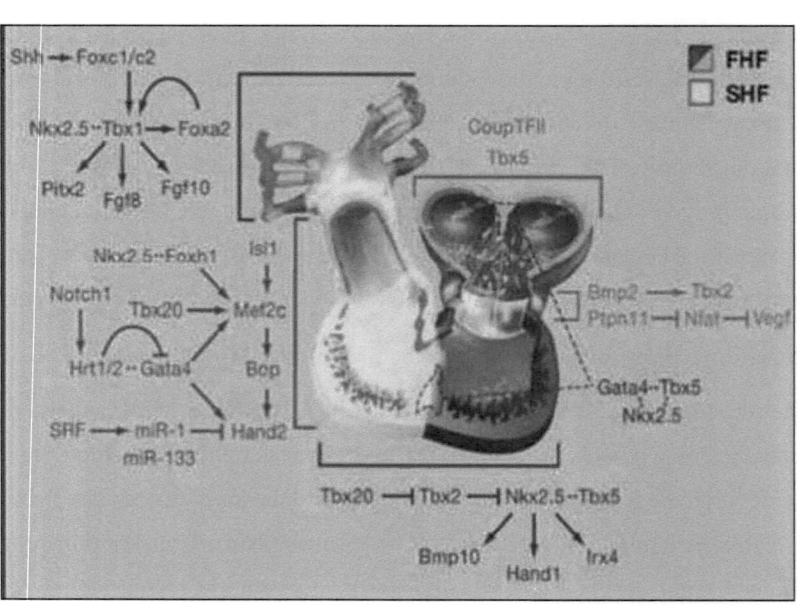

b)

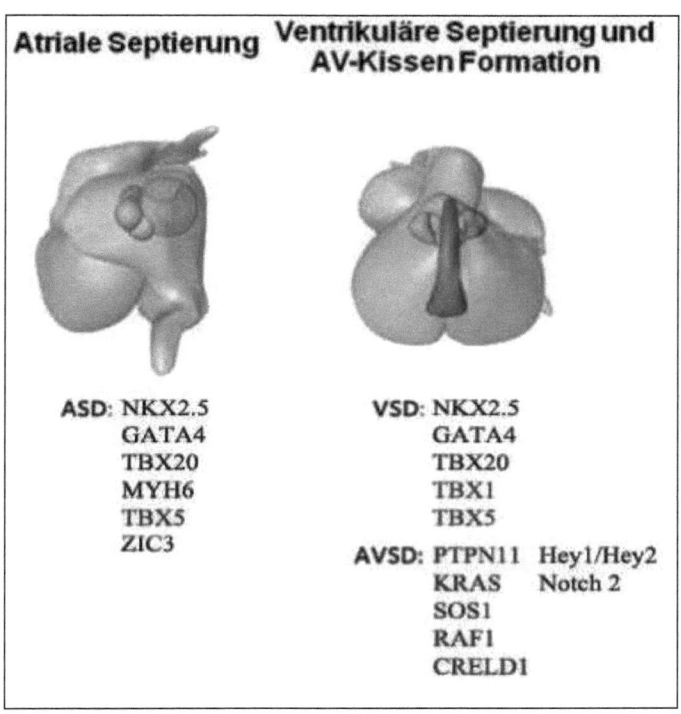

Abb.3: Transkriptionelle Regulierung der molekularen Kardiogenese (modifiziert nach [6,43])

a) Transkriptionelle Verschaltung in Regelkreisen mit positiver und negativer Rückkopplung; *FHF 1.Herzfeld, SHF 2.Herzfeld*

b) Transkriptionsfaktoren mit bekannter Funktion für die septale Morphogenese im Bereich der Atrium-, Ventrikel- und Ausflusstraktregion des Herzens; *blau:* genetische Veränderungen im Kontext mit einem Syndrom, *schwarz:* Gene, in denen Mutationen als ein kausaler Grund für den resultierenden Phänotyp beschrieben wurden; ASD: Vorhofseptumdefekt, VSD: Ventrikel-septumdefekt, AVSD: atrioventrikulärer Septumdefekt

1.3 Funktion des *NKX2.5*-Gens am Herzen

Der mit dem Tinman-Gen der Fruchtfliege Drosophila melanogaster verwandte, evolutionär hochkonservierte Homöobox-Transkriptionsfaktor *NKX2.5* (CSX „Cardiac Specific Homeobox") aus der NK2-Familie spielt bei der Organogenese des Herzens insbesondere der Initiierung der kardialen Myogenese, der Erhaltung der Homöostase bei der kardiomyozytären Differenzierung sowie der Entwicklung des Reizleitungssystems eine Schlüsselrolle, da er sowohl in Zellen des ersten und zweiten Herzfelds exprimiert wird und die Biosynthese zahlreicher kontraktiler Proteine reguliert.[6,46-53] Das humane *NKX2.5*-Gen ist auf dem Chromosom 5q34 kartiert, besteht aus 2 Exons mit einer Länge von 510 bzw. 1075 bp und einem Intron mit einer Länge von 1540 bp. Es kodiert für ein Protein von 324 Aminosäuren. Das Molekulargewicht beträgt abhängig vom Phosphorylierungszustand zwischen 35-38 kDa.[52] Der Homöodomän-Anteil des Proteins besteht aus 3 α-Helices, wobei die 3.Helix für die Bindungsspezifität verantwortlich ist. Andere evolutionär konservierte Regionen sind die Tinman-Domäne (TN-Domäne) und eine NK2-spezifische Domäne, welcher eine autoregulative Funktion zukommt (Abb. 4).[46]

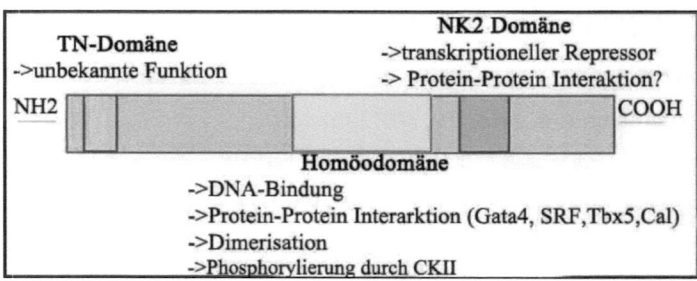

Abb. 4: Proteinstruktur und funktionelle Domänen von *NKX2.5* (modifiziert nach [46])

Zum besseren Verständnis der molekularen Morphogenese durch transkriptionelle Regulierung im Sinne eines kardiogenetischen Struktur-Funktion-Modells, haben insbesondere Knockout- Tiermodelle und Mutationsanalysen im *NKX2.5*-Gen bei

Patienten mit unterschiedlichen angeborenen Herzfehlern beigetragen.[46-65] Tierexperimentell untersucht worden sind die Bedeutung dieses Transkriptionsfaktors für die Morphogenese, Maturation, Spezifikation sowie die Erhaltung des AV-Knotens und der verschiedenen myozytären Zelllinien des Ventrikelmyokards.[54,55] Dabei konnte in Knockout-Experimenten nachgewiesen werden, dass eine fehlende Expression von *Nkx2.5* in einer abnormalen Herzmorphogenese resultiert. Dies zeigte sich u.a. in Form einer komplett fehlenden Herzanlage, von frühen pathomorphologischen Anlagemustern mit ausbleibender Initiierung des kardialen Loopings, oder eines Stillstands der Kardiogenese nach erfolgter Initiierung des kardialen Loopings.[50-54,56,65]

Das *NKX2.5*-Gen ist bis heute eines der am meisten von genetischen Veränderungen betroffenen Gene, welche ca. 1-4% der spezifischen angeborenen kardiovaskulären Malformationen verursachen (Abb. 5).[46-49,57-65] In genetischen Kopplungsanalysen bei Familien mit autosomal-dominantem Vererbungsmuster zeigten sich heterozygote Defekte besonders bei Patienten mit Septumdefekten auf Vorhofebene mit assoziierter AV-Knoten Anomalie, was als Hinweis auf die entwicklungsgenetisch essentielle Bedeutung von *NKX2.5* bei der Entwicklung und Ausdifferenzierung des kardialen Reizleitungssystems gewertet werden kann.[5,6,10,46-49,54,55,58]

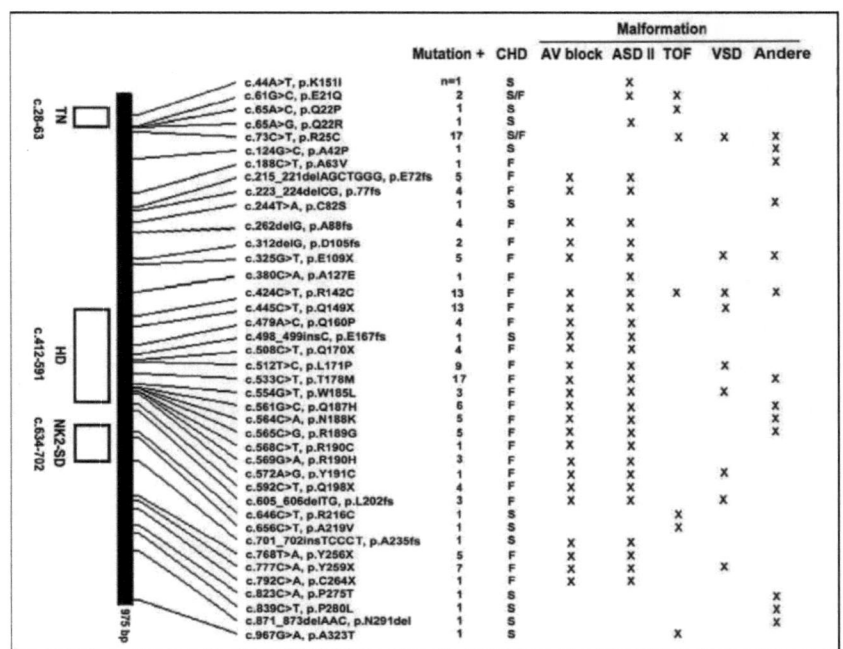

Abb. 5: Übersicht über bekannte Mutationen im *NKX2.5*-Gen mit Darstellung der Lokalisation, der phänotypischen Assoziation sowie Familienrelation modifiziert nach [65], CHD: Angeborene Herzfehler, TOF: Fallot'sche Tetralogie, VSD: Ventrikelseptumdefekt

NKX2.5 gehört zu der Gruppe von Transkriptionsfaktoren, welche in Bezug auf die Hypertrophie-induzierte, transkriptionelle Adaptation eine wichtige Rolle bei der Regulierung von kardialen Genen in hypertrophem Myokard spielen. Die charakteristische zelluläre Antwort auf kardiale Hypertrophie beinhaltet eine beschleunigte Synthese von Sarkomer- und Strukturproteinen sowie ein Um- programmieren von fetalen kardialen Genen.[45] Dies erklärt auch die Beobachtung, dass einzelne Patienten mit nachgewiesenen *NKX2.5*-Mutationen im späteren Verlauf eine Myokardhypertrophie mit sekundärer Ventrikeldilatation und progredienten Defekten des Reizleitungssystems bis zum plötzlichen Herztod entwickelten.[5,55]

1.4 Funktion des *BMP4*-Gens am Herzen

BMP4 als ein Vertreter aus der Gruppe der „Bone morphogenetic proteins" (BMPs) ist ein zur „Transforming growth factor B"-Superfamilie gehörendes Cytokin, welches durch ein breites Spektrum biologischer Aktivitäten in unterschiedlichen embryonalen Entwicklungsstadien monozytäre, epitheliale, mesenchymale und neuronale Zellen beeinflusst und dabei verschiedene Prozesse wie die zelluläre Proliferation und Differenzierung, die Synthese der extrazellulären Matrix, die Chemotaxis, die Apoptose, die Neurogenese, die mesodermale Differenzierung und die Morphogenese verschiedener Organe reguliert.[66,67] *Bmp4* und *XWnt-8* werden in besonders hoher Konzentration im ventralen Bereich des Mesoderms exprimiert und regulieren die Differenzierung unterschiedlicher mesodermaler Derivate entlang der dorsoventralen Körperachse. Gegenspieler wie Noggin oder Chordin interagieren von den Zellen des dorsalen Mesoderms aus direkt mit *Bmp4* und *XWnt-8* und antagonisieren so die ventralisierende Wirkung dieser Signalmoleküle.[68,69]

BMPs sowie die signalvermittelnden BMP-Rezeptoren sind Schlüsselproteine sowohl bei Smad-abhängigen als auch bei Smad-unabhängigen Signalkaskaden (Abb. 6).[70-72]

BMP bindet als Ligand an ein Typ-I-Typ-II-Serin/Threonin Kinase Rezeptor-Hetero-Oligomer oder an ein Typ-I-Rezeptor-Homo-Oligomer. Die Bindung am Rezeptor-Hetero-Oligomer aktiviert den physiologisch wichtigeren Smad-abhängigen Signalweg. Smad 4 ist in der Lage, mit allen rezeptoraktiven Smads einen Komplex zu bilden, der dann in den Zellkern wandert, wo er mit anderen Transkriptionsfaktoren assoziiert. Der Komplex erkennt dort seine spezifischen DNA-Bindungsstellen und aktiviert mehrere Zielgene, die das Zellwachstum regulieren bzw. die Differenzierung oder Apoptose in Gang setzen.[72] Im Smad-unabhängigen p38-MAPK-Signalweg wird das Typ-I-Rezeptor-Homo-Oligomer durch die Ligandenbindung aktiviert und rekrutiert mehrere Typ-II-Rezeptorproteine, wobei ein aktiver, oligomerer Rezeptorkomplex entsteht, der den p38-mitogenaktivierten MAP-Kinase Signalweg aktiviert. Am C-terminalen Ende des BMPRII-Rezeptors bindet das LIMK1-Protein, welches durch Phosphorylierung von Cofilin und anschließende Depolymerisierung von F-Aktin einen direkten Einfluss auf das Remodeling des Zytoskeletts hat.[72]

Viele wichtige Zielgene von pro-inflammatorischen Stimuli enthalten Bindungsstellen sowohl für NFκB als auch Smads in ihren Promotern, welche durch den Toll-like oder TGF-β Signalweg aktiviert oder unterdrückt werden können.[70-72] Diese hochkonservierten Signalwege sind die Grundlage für das Verständnis hinsichtlich der Funktion von *BMP4* bei zellulären Prozessen zur Regulierung der Morphogenese kardialer Strukturen.

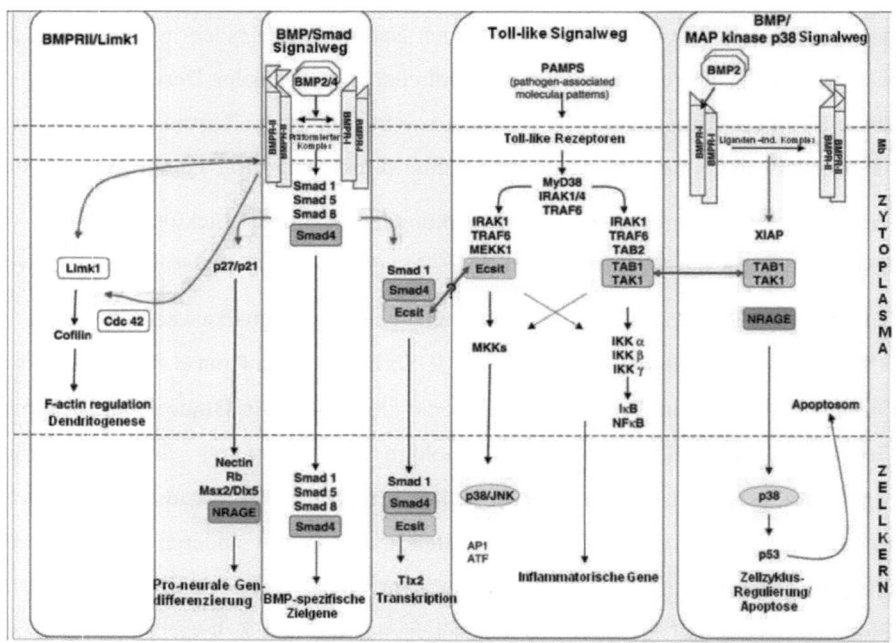

Abb. 6: Schematische Darstellung von Smad-abhängigen und Smad-unabhängigen BMP-Rezeptorsignalwegen, (Beschreibung siehe Text[70])

Das etwa 7 kb große, humane *BMP4*-Gen befindet sich auf dem langen Arm des Chromosoms 14 (14q22-q23), besteht insgesamt aus 5 Exons, von denen nur Exon 4 und 5 translatiert werden, und kodiert für ein Protein aus 408 Aminosäuren (Abb. 7).

Insgesamt existieren 3 verschiedene Splice-Varianten. Gemeinsam ist den verschiedenen Vertretern aus der BMP-Familie, dass sie als inaktive Vorläuferproteine synthetisiert werden, aus denen erst nach Abspaltung des N-terminalen Signalpeptids, Dimerisierung unter Ausbildung von Disulfidbrücken in der C-terminalen Region und schließlich der Abspaltung der Prodomäne das aktive Protein entsteht. Dieser Reifungsprozess findet im endoplasmatischen Retikulum unter Beteiligung von Mitgliedern der Proprotein Konvertase (PC)-Familie statt. Beim *BMP4* erfolgt der Spaltungsprozess dabei sequenziell an zwei sogenannten Konsensusstellen innerhalb der Prodomäne. Die Spaltung an der zweiten Konsensusstelle führt schließlich zur Trennung der aktiven Homodimere von der Prodomäne und reguliert die Aktivität und Signalbreite des reifen *BMP4* Liganden.[73]

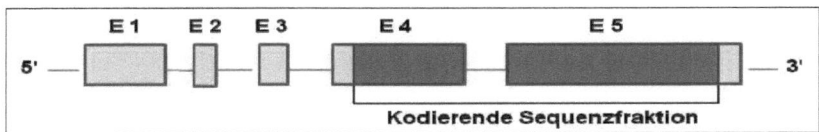

Abb. 7: Struktur des *BMP4*-Gens

Die selektive Expression von *BMP4* führt zur Ausdifferenzierung unterschiedlicher Zelltypen, die sich in ihrer Morphologie, ihrem Proteinexpressionsmuster und ihrer Funktion unterscheiden.[74] In Abhängigkeit vom *BMP4*-Signalstatus werden in den unterschiedlichen Geweben intrazellulär Transkriptionsfaktoren aktiviert, die Schlüsselfunktionen bezüglich der weiteren Differenzierungswege besitzen. So ist *BMP4* kooperierend mit anderen Vertretern der BMP-Familie insbesondere *BMP2* und *BMP7* einer der Induktoren der kardialen Differenzierung nicht nur in den herzbildenden Regionen, sondern auch bei der Rekrutierung der Kardiomyozyten an den distalen Grenzen des Herzens. Die Inaktivierung des murinen *Bmp4*-Gens in embryonalen Stammzellen von *Bmp4*-Knockout-Mäusen ist assoziiert mit einer insuffizienten bzw. fehlenden Mesodermentwicklung und frühen embryonalen Letalität.[69]

Als Bestandteil des Signalnetzwerks zur Regulierung unterschiedlicher Aspekte der

Kardiogenese ist *BMP4* involviert in Prozesse zur Determinierung der Rechts-Links-Asymmetrie[75], Regulierung des kardialen Loopings[76], regulären Positionierung und Septierung des proximalen Ausflusstrakts, sowie normalen Expansion und Maturation der Endokardkissen insbesondere im Bereich des membranösen Anteils des Interventrikularseptums.[77-82] Die epithelial-mesenchymale Transition ist ein kritischer Prozess für die Differenzierung der Regionen des atrioventrikulären (AV) - Kanals sowie des Einfluss- und Ausflusstraktes, so dass eine normale Ausrichtung der Herzkammern und regelrechte Entwicklung der Klappen, Septen und des Reizleitungssystems erfolgen kann.[83] Die reguläre Septierung und Valvulogenese während der Kardiogenese ist wesentlich abhängig von der Interaktion zwischen Myo- und Endokard. *BMP4* induziert die Endokardzellen im AV-Kanal und angrenzenden Ventrikelbereich zur epithelial-mesenchymalen Transition und anschließend stattfindenden Einwanderung in die extrazelluläre Matrix. Das stetige Wachstum und schließlich die Fusion der AV-Kissen führen zur Entstehung einer zentralen mesenchymalen Masse, welche sich schließlich durch komplexe Umbauprozesse in das reife AV-Septum und die Klappen entwickelt. Durch Verschmelzen dieser zentralen mesenchymale Masse mit dem atrialen Septum primum und dem Inlet-Anteil des ventrikulären Septums wird ein abnormaler Blutfluss zwischen den Kammern verhindert.[80-85]

Neben der Triggerung einer apoptotischen molekularen Kaskade in Sup-Populationen sowie der zellulären Proliferation im Bereich der Endokardkissen hat *BMP4* als spezifischer Signalfaktor aus dem Myokard eine wichtige Funktion bei der Regulierung der Septierung im Bereich des AV-Kanals, nachdem die Endokardkissen gebildet worden sind. Abhängig vom Ausmaß der Reduktion der *BMP4*-Genexpression können inkomplette bzw. komplette Defekte des atrioventrikulären Septums resultieren.[86] Die Expression von *BMP4* in kardiomyozytären Regionen, in denen die Bildung der Septen erfolgt, suggeriert die wichtige Bedeutung dieses Gens während der Septierung und Valvulogenese. Die Ähnlichkeit von *BMP2*, *BMP4* und *BMP7* in deren Signalaktivität, Proteinstruktur und Expressionsmuster während der embryonalen und fetalen Entwicklung lässt eine gemeinsame synergistische Funktion für die Regulierung von kritischen Aspekten der Kardiogenese insbesondere der Entwicklung der Endokardkissen, der proximal-distalen Musterbildung und der Septierung vermuten.[87] Es gibt Hinweise, dass die Dosis von *BMP2* und *BMP4* mit entscheidend für die reguläre funktionale Herzbildung während der Embryogenese und nach der Geburt ist, und dass eine Beeinträchtigung des BMP-Signalwegs ein potentieller Grund von angeborenen oder postnatalen Herzfehlern ist.[87,88]

1.5 Methoden zur Mutationsdetektion

Die Erforschung des humanen Genoms ist eng verknüpft mit der Entwicklung, Etablierung und Modifizierung unterschiedlicher Testverfahren zur Detektion und diagnostischen Evaluierung bekannter sowie auch unbekannter genetischer Variationen. Durch die stetig wachsende Anzahl bekannter Genalterationen, welche durch Änderung der Funktion des Genprodukts eine entscheidende Rolle für die tatsächliche Ausprägung der Krankheit spielen, ist die Verfügbarkeit von technisch einfachen, kostengünstigen und zuverlässigen Methoden zur Detektion und Charakterisierung von genetischen Varianten von hoher Bedeutung. Derartige Verfahren tragen wesentlich dazu bei, die Assoziation von Krankheiten mit genetischen Variationen in verschiedenen Populationen zu untersuchen und in einen molekularepidemiologischen Zusammenhang zu bringen sowie die klinische Effektivität der ausgewählten Therapie zu erhöhen.

Neben der Entwicklung neuer kostengünstigerer Sequenzierungstechnologien ist ein Ziel der klinischen Forschung, vergleichbar sensitive und spezifische Verfahren zur Detektion genetischer Varianten zu entwickeln. Das Prinzip älterer und neuer etablierter „Präscreening" Methoden liegt meist darin, die veränderten physiko-chemischen Eigenschaften der mutierten DNA auszunutzen, um die Mutation durch eine Veränderung gegenüber dem Wildtyp zu detektieren. Jüngere Methoden basieren auf der von einer Mutation abhängigen Hybridisierung von komplementären

DNA-Fragmenten wie Sonden oder Primer.[89]

In Zeiten des rasanten technologischen Fortschritts rücken neue methodische Konzepte mehr und mehr in den Vordergrund. Im Bereich der genetischen Forschung und Diagnostik gilt dies vor allem für die zunehmende Etablierung von Hochdurchsatz - Sequenzierungstechnologien und SNP-Array Methoden. Die damit erzielte umfangreiche Datenmenge ermöglicht eine Verbesserung des Analyseprozesses verbunden mit einer Effizienzsteigerung bei der Durchführung genomweiter Assoziationsstudien, bei der Detektion von Copy-Number-Variations (CNV) bzw. von seltenen genetischen Varianten in Kandidatengenen, und bei der Aufklärung der Ätiologie multifaktoriell bedingter Erkrankungen. Aufgrund finanziell oft unzureichend vorhandener Ressourcen werden die vorhandenen molekularbiologischen Techniken als „Brückentechnologie" weiterhin einen wichtigen Stellenwert haben. Abb. 8 gibt eine Übersicht über einige geläufige ältere und neuere molekulargenetische Methoden, welche sich bei der Identifizierung unbekannter polymorpher Strukturen bzw. zur Bestätigung bekannter Mutationen im humanen Genom bewährt haben.

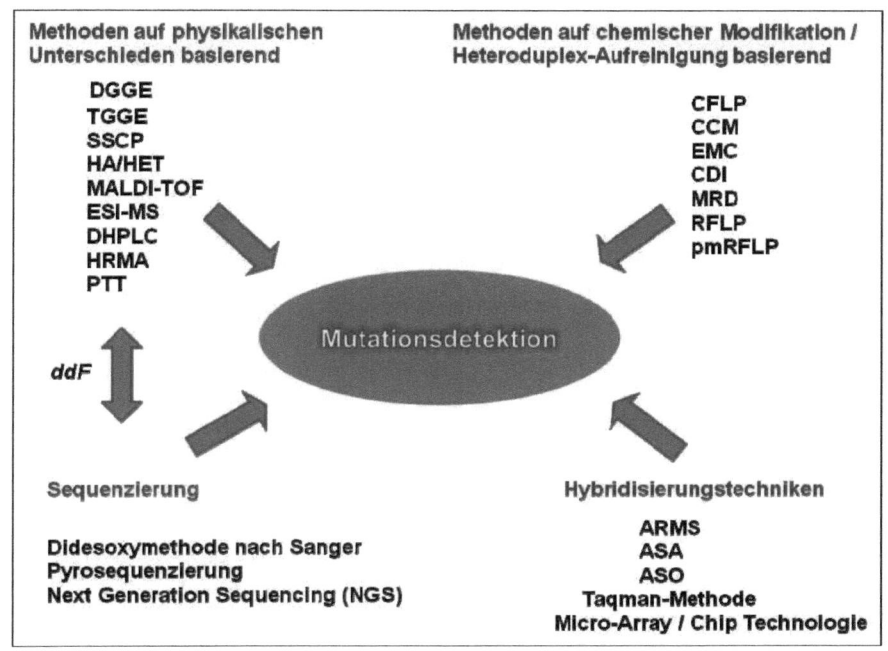

Abb. 8: Methoden zur Detektion unbekannter bzw. Analyse bekannter genetischer Veränderungen, (in Anlehnung an [89]). Verwendete Abkürzungen: *DGGE*: Denaturing-gradient-gel-electrophoresis, *TGGE*: Temperature-gradient-gel-electrophoresis, *SSCP*: Single-strand-conformational-polymorphism-analysis, *HA/HET*: Heteroduplex-analysis, *MALDI-TOF*: Matrix-assisted-laser-desorption/ionization-time-of-flight-mass-spectrometry, *ESI-MS*: Electrospray-ionization-mass-spectrometry, *DHPLC*: Denaturing-high-performance-liquid-chromatography, *HRMA*: High-resolution-melting-analysis, *PTT*: Protein-truncation-test, *ddF*: Dideoxy-fingerprinting (SSCP/Sequenzierung-Kombination),*CFLP*: Cleavage-fragment-length-polymorphism, *CCM*: Chemical-cleavage-of-mismatch, *EMC*: Enzyme-mismatch-cleavage, *CDI*: Carbodiimide-modification, *MRD*: Mismatch-repair-detection, *RFLP*: Restriction-fragment-length-polymorphism-analysis, *pmRFLP*: Primer-mediated-restriction-fragment-

polymorphism- analysis, ARMS: Amplification-refractory-mutation-system , ASA: Allele-specific-amplification, ASO: Allele-specific-oligonucleotide

Wesentliche Unterschiede der einzelnen Methoden bestehen in der Sensitivität und Spezifität zum Auffinden genetischer Variationen, im technischen Aufwand, in den Kosten sowie in der Toxizität der eingesetzten Agenzien. In der heutigen Generation müssen Mutationsdetektionsverfahren sich insbesondere an den Kriterien Hochdurchsatz und Kosteneffizienz orientieren, ohne dabei an Sensitivität zu verlieren.

1.6 Aufgabenstellung und Ziele

In dieser Arbeit soll die Assoziation des Ostium secundum Defekts als einer der häufigsten angeborenen Herzfehler beim Menschen mit Mutationen in den Genen *NKX2.5* und *BMP4* untersucht werden. Zur Durchführung des Mutationsscreenings in den beiden Genen soll die SSCP-Methode angewendet werden. Nach Selektion von Proben, die unter dem Verdacht stehen eine genetische Variation zu beinhalten, erfolgt die Bestimmung der genauen Lage und Art der Sequenzvariation durch eine anschließende DNA-Direktsequenzierung. Die angewendete Methode zum Präscreening auf genetische Varianten soll im zweiten Teil dieser Arbeit experimentell mit der DHPLC-Methode, und schließlich auch der als Goldstandard geltenden Direktsequenzierungs-Methode hinsichtlich ihrer Sensitivität zur Detektion von Mutationen, ihrer Zuverlässigkeit und ihres technischen Aufwands verglichen werden. Als Ausgangsmaterial dafür dient ein Plasmid, das einen Teil des humanen *Faktor V*-Gens enthält und von dem 72 genetische Varianten durch gerichtete PCR-Mutagenese hergestellt wurden. Um reale Ausgangsbedingungen zu garantieren, müssen die 72 verschiedenen Plasmide zunächst entsprechend aufbereitet werden. Ziel ist es, alle Punktmutationen unter realen Analysebedingungen mit unterschiedlichen Methoden zur Mutationsdetektion zu analysieren und anhand der Detektionsrate die jeweilige Sensitivität zu evaluieren.

Zusammengefasst sollen folgende Einzelziele im Laufe dieser Arbeit erreicht werden:
- Etablierung und Optimierung von stabilen PCR-Reaktionen für alle Exons des *NKX2.5*- und des *BMP4*-Gens
- Suche nach *NKX2.5*- und *BMP4*-Mutationen in der genomischen DNA von 170 Patienten sowie 180 Kontrollen mittels SSCP-Analyse
- Sequenzierung der in der SSCP-Analyse auffälligen Proben
- Bestimmung der Allelfrequenz von gefundenen Polymorphismen mittels RFLP-Analyse
- Gegebenenfalls Untersuchung aller verfügbaren Familienmitglieder von Mutationsträgern
- Etablierung von stabilen PCR-Reaktionen für den betreffenden Genabschnitt im *Faktor V*- Gen
- Verdünnungsreihe bzw. absolute Quantifizierung mittels quantitativer Real Time PCR (qRT-PCR) zur Herstellung eines äquimolaren Massenverhältnisses
- Analyse aller 72 Proben mittels SSCP, DHPLC und Direktsequenzierung
- Evaluierung aller angewendeten Methoden im Hinblick auf ihre Sensitivität mit Bewertung des technischen und zeitlichen Aufwand

2 Patientenkollektiv, Material und Methoden

2.1 Patientenkollektiv

Im Rahmen des Gesamtprojekts „Assoziation von kardialen Septumdefekten mit Mutationen in verschiedenen Kandidatengenen" des Kompetenznetzes Herzinsuffizienz wurden insgesamt 205 Patienten kaukasischer Herkunft für die genetischen Analysen rekrutiert. Aus diesem Gesamtkollektiv wurden 170 Patienten mit Ostium secundum Defekt (ASD II) für die molekulargenetischen Assoziationsanalysen der Kandidatengene *NKX2.5* und *BMP4* ausgewählt. Von Juni 2005 an wurden in der Abteilung für Angeborene Herzfehler des Deutschen Herzzentrums Berlin 110 Patienten mit isoliertem ASD II rekrutiert und die Patientenproben von Herrn Prof. Felix Berger für die molekulargenetischen Analysen zur Verfügung gestellt (Charité Campus Virchow-Klinikum, Universitätsmedizin Berlin). Einschlusskriterien waren die Diagnosestellung eines isolierten ASD II mittels Doppler-Echokardiographie (transösophageal oder transthorakal), die Bestätigung der Diagnose durch eine Herzkatheteruntersuchung sowie eine schriftliche Einverständniserklärung zur Aufnahme in die Studie. Ausschlusskriterien waren das Vorliegen anderer assoziierter angeborener Herzfehler, anderer assoziierter Syndrome oder Chromosomenanomalien, eines sekundären pulmonalen Hypertonus mit Rechtsherzbelastung bei rezidivierenden Lungenarterienembolien und einer Herzinsuffizienz nach stattgefundenem Myokardinfarkt. Zu diesem sehr homogenen Patientenkollektiv wurde für diese Arbeit eine Gruppe, bestehend aus 60 Patienten mit der Hauptdiagnose Ostium secundum Defekt und konkomitanten kardialen Malformationen (persistierender Ductus arteriosus (PDA), Coarctation der Aorta (CoA) oder partielle Lungenvenenfehlmündung (PAPVR)) hinzugefügt. Diese Patientenproben wurden aus der Franz-Volhard Klinik (FVK) von Herrn Prof. Karl-Josef Osterziel (Charité Campus Berlin-Buch) sowie aus dem Deutschen Herzzentrum Berlin (DHZB) zur Verfügung gestellt. Der Altersdurchschnitt aller Patienten (72 männlich, 98 weiblich) betrug 27,5 Jahre. Es bestanden ausnahmslos keine Verwandtschaftsverhältnisse zwischen den Patienten. Alle Patienten haben nach einer ausführlichen Aufklärung der Durchführung der genetischen Diagnostik zugestimmt und eine schriftliche Einverständniserklärung unterzeichnet. Anamnese, körperliche Untersuchung, zweidimensionale Echokardiographie wie auch M-Mode - Echokardiographie und 12-Kanal-Elektrokardiographie (EKG) wurden bei allen Patienten nach dem gleichen zugrundeliegenden Protokoll durchgeführt. Der Großteil der Patienten wurde zusätzlich einer Langzeit-EKG-, Rechts-und Linksherzkatheter - Untersuchung sowie Ventrikulographie unterzogen. Von jedem Patienten wurde zeitgleich zur klinischen Untersuchung eine Vollblut-Probe entnommen, um daraus genomische DNA für die späteren genetischen Untersuchungen zu isolieren. Als Kontrollgruppe dienten 180 anonyme, erwachsene Blutspender aus der Franz-Volhard Klinik (Charité Campus Berlin-Buch), bei denen mittels Echokardiographie und Herzkatheteruntersuchung angeborene Herzfehler ausgeschlossen worden waren. Im Hinblick auf die Geschlechterverteilung und den ethnischen Ursprung entsprach das Vergleichskollektiv dem Patientenkollektiv. Das Studienprotokoll unterlag der Zustimmung der Ethik-Kommission der Charité und erfüllte die Kriterien der Deklaration von Helsinki. Das positive Votum für den Einschluss volljähriger Patienten wurde im Juni 2005, für minderjährige Patienten im September 2005 erteilt.

2.2   Material

Chemikalien
Acetonitril (HPLC Ultra Gradient Grade); Roth GmbH
Acrylamid (99, 9%); BIORAD Laboratories, USA
Acrylamid / N, N'-Methylenbisacrylamid (19:1, 5%); BIORAD Laboratories, USA
Agarose (electrophoresis Grade); Gibco BRL, Eggenstein
Ammoniumpersulfat; BIORAD Laboratories, USA
Wasser (HPLC Grade, 18 Ohm) J.T. Baker, Niederlande
Blue Dextran; Sigma, USA
Borsäure; Merck, Deutschland
Bromphenolblau; Merck, Deutschland

Chloroform; J.T. Baker, Niederlande

EDTA (Tritriplex III); Merck, Deutschland

Essigsäure (100%); Merck, Deutschland

Ethanol (100%); Merck, Deutschland

Ethidiumbromid; Boehringer Mannheim

Formaldehyd (37%); Merck, Deutschland

Formamid; Merck, Deutschland

GelBond-PAGE Film; FMC BioProducts, USA

Harnstoff; Merck, Deutschland

Isopropylalkohol; Taufkirchen, Deutschland

MDE-Gel-Solution; FMC Bio-Products, USA

Mineralöl Bayol F; Serva, Deutschland

Natriumborhydrid; Merck, Deutschland

Natriumhydroxid; Merck, Deutschland

Natriumperchlorat; Merck, Deutschland

N,N-Dimethylformamid; Merck, Deutschland

N,N'-Methylenbisacrylamid; BIORAD Laboratories, USA

N,N,N',N'-Tetramethylethylendiamin (TEMED); BIORAD Laboratories, USA

PCR-Puffer (10x) inkl. 15 mM MgCl2; Perkin Elmer, USA

Polyethylenglykol (PEG 4500); Sigma, USA

Polyethylenglykol (PEG 8.000); Sigma, USA

Polyethylenglykol (PEG 10000); Sigma, USA

Proteinase K; Merck, Deutschland

Repel-Silan; Pharmacia-Biotech, GE, USA

Saccharose; Merck, Deutschland

Sephadex G-50; Sigma, USA

Silbernitrat; Merck, Deutschland

Sodiumdodecylsulfat (SDS); Sigma, USA

Transgenomic Wave Ion Pairing Agent Triethylammonium Acetate (TEAA); Omaha, USA

Tris(hydroxymethyl)-aminomethan; Merck, Deutschland

Triton X-100; Serva, Deutschland

Tween 20; Merck, Deutschland

Whatman 3MM-Filterpapier; Whatman International Ltd., England

X-Gal (5-Brom-4-Chlor-3-Indolyl-β-D-Galactosid); Saxon Biochemicals GmbH, Deutschland

Xylene Cyanole FF; Sigma, USA

Lösungen des Nucleon BACC II Kits zur Isolierung chromosomaler DNA

Lösung A
109,5 g Sacharose
5,0 ml 1 M MgCl2
10,0 ml Triton X-100
10,0 ml 1 M Tris-HCl pH 8,0
Ad 1000 ml Aqua dest. Autoklavieren

≙ 10 mM Tris-HCl; 320 mM Succhrose; 5 mM $MgCl_2$; 1% Triton X-100

Lösung B
40 ml 1M Tris-HCl ph 8,0
12 ml 0,5 M Na-EDTA
15 ml 1 M NaCl
Ad 100 ml Aqua dest autoklavieren
danach + 5 ml 20% SDS

≙ 400 mM Tris-HCl; 60 mM EDTA; 150 mM NaCl; 1 % SDS

Lösung C
5 M $NaClO_4$ (Merck) = 100 g ad 142 ml aqua
Außerdem: Chloroform
Isopropylalkohol
70% ETOH abs.

Tabelle 1: Zusammensetzung des Nucleon BACC II Kits zur Isolierung chromosomaler DNA

Puffer und Lösungen

Lösung	Menge	Substanz
Tris-Borat-EDTA Puffer (10 x TBE-Puffer)	108 g 55 g 9,3 g ad 1000 ml	Tris Borsäure 25 mM EDTA Aqua dest
Tris-Borat Puffer (TE-Puffer)	20 mM 1 mM	Tris-HCL, ph 8,0 EDTA
Agarosegel-Probenauftrags-Puffer	0,05 % 0,2 % 50 % +1 x TAE Puffer	Bromphenolblau SDS Glycerin
SSCP-Stopplösung	190 ml 2 ml 744 mg 1 mg 1 mg	Formamid (37%) NaOH (1 M) EDTA Bromphenolblau Xylene cyanoleFF
PAGE-Blaumarker	1 mg/ml 1 mg/ml	Bromphenolblau Xylene cyanoleFF

Tabelle 2: Puffer und Lösungen, teilweise in entsprechender Verdünnung verwendet

Exonuklease I Puffer (10x); New England Bio Labs, USA

SAP Puffer (10x); Roche, Deutschland

DHPLC Pufferlösungen:

Puffer A	Puffer B	Puffer C	Puffer D
50 ml TEAA 500 µl Acetonitril ad 1000 ml Milipore Wasser (18,2 Ω)	50 ml TEAA 250 ml Acetonitril ad 1000 ml Milipore Wasser (18,2 Ω)	8% Acetonitril	75% Acetonitril

Tabelle 3: Zusammensetzung verwendeter DHPLC Pufferlösungen

Reaktionskits

Puregene DNA Isolation Kit Gentra Systems; MN, USA (Zusammensetzung nach Angaben des Herstellers, Gentra Systems, Inc., Minneapolis, USA)

Nucleon BACC II DNA Extraction Kit; Amersham Pharmacia Biotech, Freiburg

Enzyme

Big Dye™ Terminator mit AmpliTaq DNA Polymerase; PE Applied Biosystems, USA

Exonuklease I (Exo I) (20U/µl); New England Bio Labs, USA

SAP (shrimp alkaline phosphatase); Roche, Mannheim, Deutschland

Taq-Polymerase Gold Standard (5 U/l); PE Applied Biosystems, USA

Fire Pol DNA Polymerase I; Solis Bodyne, Lot F0821, Tartu, Estland

Platinum R SYBR R Green; qPCR Supermix-UDG, invitrogen, USA

Restriktionsendonukleasen:

Hph I, 5.000/ml; recombinant store at -20°C, New England BioLabs Inc., USA

Mwol, 5.000/ml; recombinant store at -20°C, New England Biolabs Inc., USA

Mononukleotide, Elektrophoresestandard und Oligonukleotide

dATP (Desoxyadenosin-5'-triphosphat); Perkin-Elmer, Roche, USA

dCTP (Desoxycytidin-5'-triphosphat); Perkin-Elmer, Roche, USA

dGTP (Desoxyguanosin-5'-triphosphat); Perkin-Elmer, Roche, USA

dTTP (Desoxythymidin-5'-triphosphat); Perkin-Elmer, Roche, USA

100 bp DNA-Leiter; Gibco BRL, Schottland

Oligonukleotide (Primer); TIB Molbiol GmbH, Deutschland

2.3 Geräte

DNA Extraktion

Autopure LS TM Gentra Systems; MN, USA

PCR-Thermocycler

TRIO-Thermoblock; Biometra, Deutschland

UNO-Thermoblock; Biometra, Deutschland

Robocycler, Gradient 96; Stratagene, USA

Gene Amp PCR System 9700; Applied Biosystem, USA
Gene Amp PCR System 9600; Perkin Elmer, USA
PTC – 200 Peltier Thermal Cycler; MJ Research, USA
7500 Real Time PCR System; Applied Biosystems, USA

Elektrophorese
Flachbettelektrophoreseeinheit (Multiphor II); Pharmacia-Biotech, Schweden
PowerPac 3000; BIORAD Laboratories, USA
Kühlaggregate Haake K 20 + DC 3; Haake, Deutschland
Horizon R 58 + R11 - 14 Horizontal Gel electrophoresis System; invitrogen, Deutschland

Sequenzierung
ABI 3100 Fluorescence Sequencer; Applied Biosystems Inc., Perkin Elmer, USA

Zentrifugen
Kühlzentrifuge 5402; Eppendorf Gerätebau, Deutschland
Tischzentrifuge 5413; Eppendorf Gerätebau, Deutschland
Tischzentrifuge 5417R; Eppendorf Gerätebau, Deutschland
Biofuge A Zentrifuge; Heraeus Sepatech, Deutschland
Variofuge RF Zentrifuge; Heraeus Sepatech, Deutschland
Megafuge 2.0 R Heraeus Instruments, Deutschland
Labofuge 400 R, Heraeus Instruments, Deutschland

DHPLC
Transgenomic Wave DNA Fragment Analysis System 3500 Series; Transgenomic, USA

Sonstige Geräte
Analysenwaage; Spoerhase AG, Deutschland

Brutschrank Typ B6; Heraeus Instruments, Deutschland

Digital Graphic Printer; UP-D897 Sony

Ice Maker Icematic; Castel MAC, Italien

Heidolph UNIMAX 2010 Schüttler; Heidolph GmbH, Deutschland

Heizblock Techne Dri-Block DB-3D; Techne, England

Laborwaage L610; Sartorius, Deutschland

Mehrkanalphotometer Modell UV-260; Shimadzu, Deutschland

Nanophotometer TM; UV/Vis Spectrophotometer Implen, Deutschland

pH-Meter PHM 62; Radiometer, Dänemark

Speed-VacSystem; Membranvakuumpumpe MD4C, Heraeus Instruments, Deutschland

Kühlfalle FD 1,0 – 110; Heraeus Instruments, Deutschland

Vakuumzentrifuge VR-1; Heraeus Instruments, Deutschland

Thermomixer RTC basic; IKA-Works Inc., USA

UV-Flächenstrahler; Herolab, Deutschland

Vapor Trap; BIORAD Laboratories, USA

Vibrofix VF 1 Electronic; Junke & Kunkel, IKA Labortechnik, Deutschland

Videokamera; Herolab, Deutschland

Software

7500 System SDS Software; Applied Biosystems, USA

Sequencing Analysis 3.1.1.; Perkin Elmer, Applied Biosystems, USA

Wave TM Maker 3.4.; Transgenomic, USA

2.4 Molekularbiologische Methoden

2.4.1 Präparation genomischer DNA aus Vollblut

Halbautomatisierte DNA-Extraktion

Das Autopure® LS TM System für die DNA-Aufreinigung aus EDTA-Blutproben von bis zu 10 ml ist eines der modernsten und leistungsfähigsten Geräte zur automatischen DNA-Extraktion. Die DNA wurde aus Leukozyten des peripheren Blutes mittels Lösungen des Puregene® DNA-Isolation Kits isoliert. Die Konzentration der extrahierten DNA als Arbeitslösung für die molekularbiologische Untersuchung betrug abschließend 25 ng/µl.

Manuelle DNA-Extraktion mittels DNA Extraktion Nucleon BACC II Kit

Hierzu wurden 3 x 10 ml Na-EDTA Blut in 50 ml Falcon Röhrchen überführt. Anschließend wurden 12-40 ml (entsprechend 4x Volumen) Puffer A hinzugegeben, 5 min lang im Rührer gemischt und bei 4500 U/min (1300 x g) bei 4°C für 5 min zentrifugiert. Der Überstand wurde verworfen. Das Pellet wurde mit 2 ml Puffer B (mind. 20°C) versetzt, für 30 s unter intensivem Schütteln (Vortex) resuspendiert und in 5 ml Greiner-Röhrchen überführt. Anschließend wurden 500 µl $NaClO_4$ hinzugegeben und gut gemischt. Derselbe Schritt wurde nach Zugabe von 2,25 ml Chloroform wiederholt. Anschließend wurde die Probe bei 4500 U/min (1300 x g) bei 20°C für 5 min im Ausschwingrotor mittels Microrake zentrifugiert. Die obere, wässrige Phase wurde vorsichtig in ein neues Gefäß überführt. Eine weitere Zentrifugation erfolgte nach Zugabe von 1x Vol. Isopropanol. Das Pellet wurde mit 80% kaltem Ethanol gewaschen und wieder zentrifugiert. Abschließend wurde das DNA-Pellet in ein Reaktionsgefäß überführt, 16 min bei Raumtemperatur getrocknet und in Wasser gelöst.

Überprüfung der Qualität und Quantität extrahierter DNA

Die Konzentration der verwendeten DNA-Proben wurde mit dem Nanophotometer (Implen) durch Bestimmung der Extinktion bei einer Wellenlänge von 260nm unter

Berücksichtigung des Verdünnungsfaktors ermittelt. Zusätzlich ermöglicht dieses Gerät durch Bestimmung der Extinktion bei 230 nm und 260 nm eine Bestimmung der Reinheit der DNA-Lösung, welche durch Protein- und Salzrückstände beeinflusst wird.

2.4.2 Polymerasekettenreaktion (PCR)

Die Polymerasekettenreaktion (PCR, polymerase chain reaction), 1986 von Mullis et al. erstmals veröffentlicht, ist ein bewährtes biochemisches Verfahren zur exponentiellen Amplifikation definierter DNA-Abschnitte. Künstlich hergestellte Oligonukleotide mit einer Länge von ca. 20-30 Nukleotiden, deren Sequenz den beiden 5'-Enden des zu vervielfältigenden DNA-Abschnittes entspricht, dienen hierbei als Starter für die DNA-Polymerase. Das 3'-Ende der Primer stellt die benötigte Hydroxylgruppe für die Polymerase zur Verfügung. Wichtig für die Reaktion ist außerdem ein optimales Reaktionsmilieu, welches durch die eingesetzte Pufferlösung gewährleistet wird. Weitere PCR-Komponenten sind die Desoxynukleosidtriphosphate (dATP, dTTP, dGTP, dCTP), welche die Bausteine für die Synthese des neuen DNA-Strangs darstellen, und eine thermostabile Polymerase (z.B. aus Thermus aquaticus: Taq-Polymerase), die im Vergleich zu anderen DNA-Polymerasen ein Reaktionsoptimum bei 72°C besitzt und höhere Temperaturen (bis 95°C) ohne Funktionsverlust toleriert. Bei 95°C werden die Doppelstränge durch Lösen der Wasserstoffbrücken zunächst in ihre Einzelstränge aufgetrennt. An die komplementären Zielsequenzen an den 3'-Enden der jeweiligen Einzelstränge können bei niedrigen Temperaturen (meist zwischen 50°C und 70°C) die synthetischen Primer binden. Die Primerbindung erfordert das Absenken auf eine für jedes Primerpaar spezifische Temperatur. Die bei dieser Temperatur bereits beginnende Synthese des komplementären DNA-Stranges wird bei einer für die eingesetzte thermophile Polymerase optimalen Temperatur (72°C) fortgeführt. Die neu synthetisierten Tochterstränge dienen ihrerseits als Matrize für eine weitere DNA-Synthese. Nach zyklischer Wiederholung (n) dieses Prozesses resultiert eine exponentielle Zunahme (2^n) definierter DNA-Abschnitte. Wenn einer oder mehrere der Reaktanden erschöpft sind, kommt die Amplifikation zum Stillstand. Der Übergang von der exponentiellen in die statische Phase erfolgt jedoch nicht abrupt, sodass insgesamt eine sigmoidale Kurve der amplifizierten Menge an DNA resultiert. Die beschriebenen elementaren Inhalte werden zum besseren Verständnis in Abb. 9 graphisch veranschaulicht.

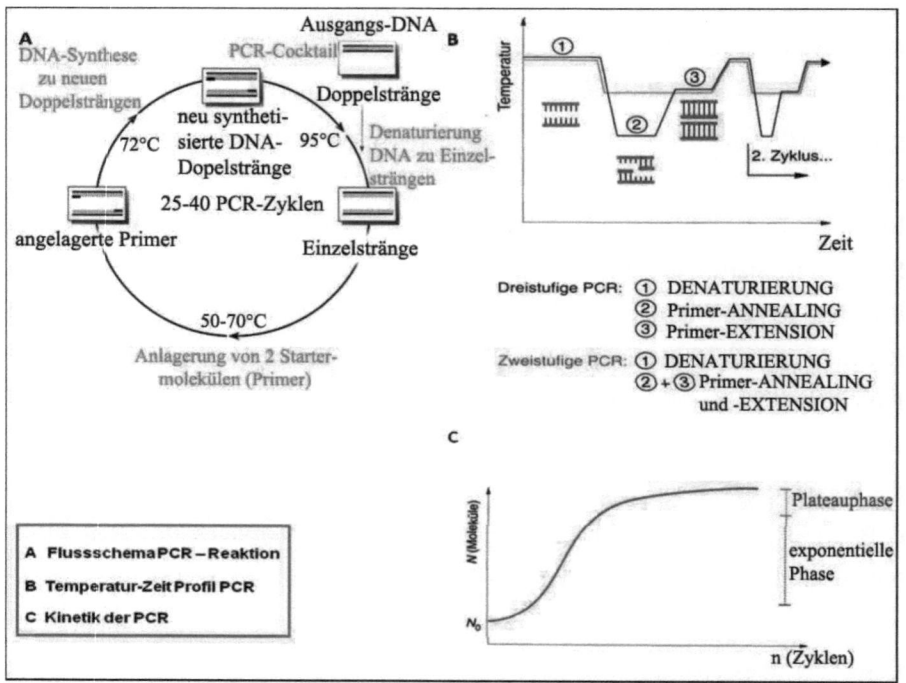

Abb. 9: Darstellung von Ablauf, Temperatur-Zeit Profil sowie Kinetik der PCR modifiziert nach [90,91]

Die PCR wurde standardmäßig in einem Volumen von 25 µl durchgeführt (Tabelle 4). Bei erhöhtem Bedarf von PCR-Produkt wurden 50 µl Ansätze hergestellt, d.h. doppelte Mengen aller Komponenten verwendet.

	Menge in µl
Aqua dest	19,7
10xPCR-Puffer (15 mM MgCl$_2$)	2,5
dATP	0,25
dTTP	0,25
dGTP	0,25
dCTP	0,25
Forward primer (10mM)	0,4
Reverse primer (10mM)	0,4
Ampli Taq Gold TM 5U/l	0,125
DNA-Matrize	1

Tabelle 4: Zusammensetzung eines PCR-Reaktionsansatzes

Arbeitsschritt	*NKX2.5*			*BMP4*			*Faktor V*		
	Zyklen	T °C	Zeit	Zyklen	T °C	Zeit	Zyklen	T °C	Zeit
1.Denaturierung	1	95°C	10 min	1	95°C	10 min	1	95°C	10 min
2.Denaturierung		95°C	20 sec		95°C	20 sec		95°C	20 sec
3.Annealing		siehe Tabelle	20 sec		siehe Tabelle	20 sec	35	56°C	20 sec
4.Elongation		72°C	40 sec		72°C	30 sec		72°C	30 sec
5.Elongation final	1	72°C	5 min	1	72°C	5 min	1	72°C	5 min
6.Abkühlung	1	10°C	∞	1	10°C	∞	1	10°C	∞

Tabelle 5: Darstellung der PCR-Bedingungen für *NKX2.5*, *BMP4* und *Faktor V*

2.4.3 Gelelektrophorese

In dieser Arbeit kamen die Agarose- und Polyacrylamid-Gelelektrophorese zum Einsatz. Im elektrischen Feld wandert die negativ geladene, anionische DNA von der Kathode zur Anode. Die Wanderungsgeschwindigkeit von linearen doppelsträngigen DNA-Molekülen im elektrischen Feld wird vor allem von der Struktur bzw. Porengröße des Gels beeinflusst. Bei Agarosegelen ist die Porengröße abhängig von der Konzentration der Agarose. Im Rahmen dieser Arbeit wurden 2%ige Agarosegele verwendet. Zur Herstellung von Gelen wurden 2 g Agarose mit 100 ml 1 x TBE Puffer sowie 10 µl des interkalierenden Fluoreszenzfarbstoffs Ethidiumbromid im Mikrowellenofen bei 700 W für 3 min aufgekocht, gut gemischt und in einen

Gelschlitten gegossen. Unter Abkühlung auf Raumtemperatur erstarrte die Gelmatrix. 5 µl PCR-Produkt wurden mit 5 µl Ladepuffer gemischt, in die vorbereiteten Geltaschen pipettiert und anschließend bei einer Spannung von 160 V für ca. 20 Minuten aufgetrennt. Der ebenfalls aufgetragene Längenstandard erlaubte eine Abschätzung der Größe des untersuchten DNA-Fragments. Eine fotographische Dokumentation erfolgte mittels UV-Flächenstrahler, Videokamera und der EASY Plus Software. Polyacrylamidgele entstehen durch Polymerisierung von Acrylamid und Quervernetzung der linearen Polymere durch N,N'-Methylenbisacrylamid. Die Polymerisierung von Acrylamid und Bisacrylamid wird durch Ammoniumperoxodisulfat (APS), das leicht Radikale bildet, initiiert. Als Radikalüberträger dient bei der Polymerisierung N, N, N', N'-Tetrametyhlethylendiamin (TEMED). Die Länge der Polymerketten ist bei Polyacrylamidgelen von der Konzentration des Acrylamids (und des Radikalstarters bzw. -überträgers) abhängig, während der Vernetzungsgrad vom relativen Anteil an Bisacrylamid bestimmt wird. Beide Komponenten zusammen bestimmen die Eigenschaften des Gels, insbesondere die Porengröße, Elastizität und Dichte. Je nach Größe der zu trennenden Moleküle verwendet man Gele unterschiedlicher Porosität.

2.4.4 SSCP- und Heteroduplex-Analyse

Die von Orita et al. 1989 erstmals beschriebene Einzelstrangs-Konformations-Polymorphismus Analyse (Single-strand-conformation-polymorphism analysis) ist eine einfache und effektive Methode für das Präscreening auf Mutationen, die es erlaubt, eine große Anzahl an Proben unspezifisch auf Sequenzvariationen zu untersuchen. Die einzelnen Proben werden auf einem hochauflösenden Polyacrylamidgel unter nicht-denaturierenden Bedingungen elektrophoretisch aufgetrennt und in Bezug auf Laufverhalten und Bandenmuster analysiert. Proben mit einem auffälligen Laufverhalten werden mittels Sequenzierung spezifisch weiter untersucht. Durch denaturierende Agenzien kann die Hybridisierung über Wasserstoffbrückenbindungen aufgelöst werden. Harnstoff oder Formamid eignen sich dazu aufgrund ihrer Fähigkeit, Wasserstoffbrückenbindungen auszubilden, besonders gut.

Nach Durchführung des Abkühlungsprozesses lässt sich eine parallele Einzel- und Doppelstranganalyse durchführen. Die Rückfaltung innerhalb des Einzelstranges führt zu einer räumlichen Konformation, deren Struktur und damit das Laufverhalten eines Einzelstrangs in der Gelelektrophorese von der DNA-Sequenz abhängig sind (Abb. 10).[92,93] Durch Mutationen induzierte Konformationsänderungen in der Sekundärstruktur lassen sich theoretisch durch ein abgeändertes Migrations-/Laufverhalten nachweisen. Aufgrund der sequenzspezifischen Sekundärstruktur der Einzelstränge lassen sich diese im Gel hinsichtlich ihres Laufverhaltens von den Doppelsträngen unterscheiden. Neben der Analyse der Einzel- und Doppelbanden gilt es, bei der Elektrophorese besonders auf Zusatzbanden, Veränderungen der Laufstrecke sowie bei heterozygoten Anlageträgern auf das Auftreten von Heteroduplices, welche sich im Gel als zwei verschiedene Doppelstrangbanden darstellen, zu achten. Heteroduplices entstehen bei dem nach der Denaturierung stattfindenden Abkühlungsprozess durch die zufällige Aneinanderlagerung von amplifizierten Kopien unterschiedlicher Allele, die sich in einer oder mehreren Basen unterscheiden.

Jeweils 5-8 µl PCR-Produkt wurden mit 20 µl SSCP-Stopplösung gemischt und im Thermocycler bei 95°C für 2 Minuten denaturiert. Die Proben wurden nach dem Denaturierungsprozess schnell auf Eis abgekühlt und parallel auf 4 unterschiedlichen SSCP-Gelsystemen aufgetrennt. Vier verschiedene SSCP-Gelsysteme wurden deshalb ausgewählt, weil die Sensitivität der SSCP-Methode wesentlich durch verschiedene experimentelle Faktoren beeinflusst wird. Diese werden im Diskussionsteil im Zusammenhang mit der Auswertung der Ergebnisse dieser Arbeit erörtert.

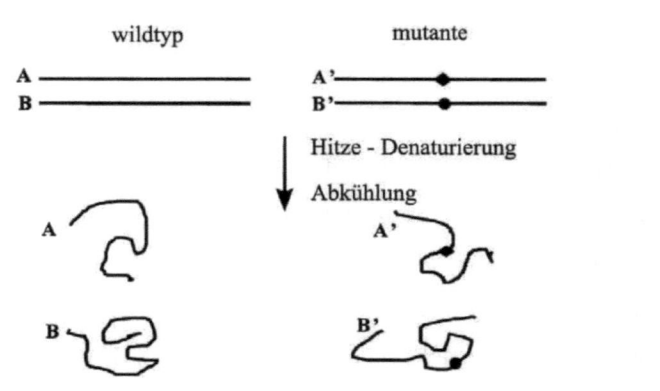

Abb. 10: Darstellung des Prinzips der SSCP Methode [93]

Zusammensetzung der Acrylamidgele

Kurz vorm Gießen eines Acrylamidgels wurden zu dem 30 ml Gesamtansatz 24 µl TEMED (bzw. 15 µl bei $T_{30}C_4$ Gel) und 48 µl Ammoniumpersulfat (APS 40%) (bzw. 30 µl bei $T_{30}C_4$ Gel) hinzugefügt, welche dem Auspolymerisieren der Acrylamidlösung dienen.

Gelsystem	Komponenten	Verwendungszweck	Inhaltsstoffe
1	$T_{30}C_4$ + Harnstoff (12%-Gel)	Überprüfung des PCR-Produkts	1,8 g Harnstoff 6 ml 5xTBE-Puffer 12 ml $T_{30}C_4$ ad 30ml Aqua dest.
2	$T_{30}C_{0,5}$ + PEG (12%-Gel)	SSCP	6 ml 5xTBE-Puffer 12 ml $T_{30}C_{0,5}$ 3 ml PEG (50g/l) ad 30ml Aqua dest.
¾	$T_{30}C_2$ + Harnstoff + PEG (12%-Gel)	SSCP	1,8 g Harnstoff 6 ml 5xTBE-Puffer 3 ml PEG (50g/l) 12 ml $T_{30}C_2$ ad 30 ml Aqua dest.
5	MDE	SSCP	siehe Protokoll des Herstellers

Tabelle 6: Zusammensetzung verwendeter Gelsysteme zur PCR Produktüberprüfung /SSCP; Vernetzungsgrad T_xC_y, s.

Laufbedingungen der Elektrophorese

Bei der durchgeführten Horizontalgelektrophorese standen 48 Auftragsstellen pro Gel zur Verfügung. Es wurden jeweils zehn aus Whatman Papier bestehende Pufferstreifen in 5xTBE Puffer getränkt und unter die Elektroden gelegt. Für die Elektrophorese wurden die in Tabelle 7 beschriebenen Bedingungen gewählt:

Gelsystem	Temperatur	Laufdauer	1 Gel / Netzteil	2 Gele / Netzteil
1. $T_{30}C_4$	15°C	ca. 30 min	1200V,75mA,25W	1200V,100mA,60W
2. $T_{30}C_{0,5}$	5°C	ca. 50 min	1200V,75mA,25W	1200V,100mA,60W
3. $T_{30}C_2$	15°C	ca. 35 min	1200V,75mA,25W	1200V,100mA,60W
4. $T_{30}C_2$	5°C	ca. 50 min	1200V,75mA,25W	1200V,100mA,60W
5. MDE	15°C	ca. 35 min	1200V,75mA,25W	1200V,100mA,60W

Tabelle 7: Elektrophoresebedingungen. Die angegebenen Werte entsprechen den Maximalwerten, die am Netzteil eingestellt wurden.

2.4.5 Färbung der Acrylamidgele

In dieser Arbeit wurde zur Visualisierung der DNA-Banden auf den Polyarcylamidgelen die Silberfärbung ausgewählt. Nach der Elektrophorese werden die Gele in eine Fixierlösung eingelegt, um den Anlagerungsprozess des Silbers an die DNA durch Senkung des pH-Wertes zu verbessern. Bei der Silberfärbung assoziieren Silberionen an die DNA-Stränge und werden während der Entwicklung reduziert. Der Entwicklungsschritt kann einen unterschiedlich langen Zeitraum erfordern und wird individuell angepasst. Der Entwickler sollte eine Temperatur von etwa 5°C aufweisen und das Formaldehyd erst kurz vor der Färbung hinzugegeben werden, um eine zu starke Abdunkelung des Gels oder eine zu schwache Bandenanfärbung zu vermeiden.

	Arbeitsschritt	Zeit	Komponenten	Ansatz
1.	Fixierung	10 min	200 ml: 50% Ethanol 10% Essigsäure	500 ml Ethanol (100%) 100 ml Eisessig (100%) ad 1000 ml Aqua dest.
2.	Waschen	2 min		Aqua dest.
3.	Silberfärbung	10 min	400 ml:	0,8 g Silbernitrat

				0,2% Silbernitratlösung	ad 400 ml Aqua dest.
4.	Waschen	1 min			Aqua dest.
5.	Entwicklung	20-40 min	200 ml: 1,5% NaOH 0,01% NaBH$_4$ 0,4% (1ml) Formaldehyd		15 g NaOH 0,1 g NaBH$_4$ ad 1000 ml Aqua dest.
6.	Waschen	30 sec			Aqua dest.
7.	Komplexierung überschüssigen Silbers	10 min	250 ml: 0,5% Glycin 0,94% EDTA		10 g Glycin 18,8 ml EDTA 0,5 M ad 500 ml Aqua dest.
8.	Konservierung	10 min	250 ml: 2,5% Glyzerinlösung		50 ml Glyzerin ad 500 ml Aqua dest.
9.	Verhinderung Gelablösung Wasserentzug Trocknung	24 h			Cellophanfolie

Tabelle 8: Arbeitsschritte zur Färbung und Konservierung der Acrylamidgele

2.4.6 Restriktionsfragment-Längenpolymorphismen (RFLP)

Mithilfe von Restriktionsenzymen ist es möglich, doppelsträngige DNA an spezifischen Basensequenzen zu spalten. Spezifische Bindungsstellen (recognition sequences) werden dazu von den Restriktionsendonucleasen erkannt, innerhalb derer dann die DNA in Fragmente definierter Länge gespalten wird. Durch Gelelektrophorese ist es möglich die Fragmente entsprechend ihres Längenpolymorphismus voneinander zu unterscheiden. Eine Sequenzänderung im definierten DNA-Abschnitt kann sowohl eine fehlende als auch neu induzierte Schnittstelle verursachen. Durch Analyse von Länge und Anzahl der Fragmente ist es möglich, genetische Varianten zu detektieren bzw. zu bestätigen. Die eingesetzte Konzentration an Enzym sowie die jeweiligen Pufferbedingungen erfolgten nach Herstellerprotokoll. Das Gesamtvolumen des analytischen Restriktionsverdaus betrug 15-20 µl bei einer DNA-Konzentration von 0,1 bis maximal 0,2 µg/µl. Pro µg DNA wurden 0,5 bis 1 Unit Enzym zugesetzt und der Reaktionsansatz zwischen 1½-4 h bei der vorgegebenen optimalen Arbeitstemperatur von 37°C inkubiert. Zur Auftrennung der entstandenen Spaltprodukte diente die horizontale Agarosegelelektrophorese mit anschließender Visualisierung unter UV-Licht.

2.4.7 Quantitative Real Time PCR (qRT-PCR)

Die Real Time PCR-Methode bezeichnet ein Verfahren, welches die Konzentration eines PCR-Produktes in Echtzeit misst. Verschiedene Substanzen eignen sich hierbei zur quantitativen Bestimmung der Ausgangsmenge eingesetzter DNA. In dieser Arbeit wurde der Cyanin Farbstoff SYBR Green I verwendet, welcher spezifisch an doppelsträngige DNA und RNA bindet. Der resultierende DNA/SYBR Green I-Komplex zeigt eine starke Fluoreszenz (Absorptionsmaximum: 497 nm, Emissionsmaximum: 520 nm). Obwohl SYBR Green I ähnlich wie Ethidiumbromid in doppelsträngige DNA interkalieren kann, wird die Änderung seiner spektralen Eigenschaften durch die Bindung an die Oberfläche der DNA (minor groove) verursacht. SYBR Green I bindet allerdings nicht nur an hochmolekulare doppelsträngige DNA, sondern auch an kurzkettige DNA-Duplices, wie sie bei unspezifischen Primerreaktionen ("Primerdimere") entstehen. Um die Spezifität der Reaktion zu evaluieren, eignet sich die Ermittlung einer sogenannten Schmelzkurve, d.h. die Messung der Fluoreszenz über einen Temperaturbereich von 50°C bis 95°C. Bei Erreichen der durch die Länge und Nukleotidzusammensetzung des PCR-Produktes bedingten Schmelztemperatur wird die DNA einzelsträngig und setzt den Fluoreszenzfarbstoff frei. Die damit verbundene Abnahme der Fluoreszenz wird photometrisch detektiert. Auf diese Weise können die relativen Anteile von DNA-Molekülen ermittelt werden, die unterschiedlich Schmelzpunkte besitzen. Zur Quantifizierung der eingesetzten Matrizen DNA wird der sogenannte Crossing Point (CP) herangezogen. Er entspricht der Anzahl der PCR-Zyklen, die nötig sind, um eine definierte Minimalmenge an PCR-Produkt zu synthetisieren. Er markiert den Anstieg der Fluoreszenz über einen vorgegebenen Schwellenwert und damit einen signifikanten Anstieg über die Hintergrundfluoreszenz. Am CP befindet sich in allen Reaktionsgefäßen die gleiche Menge an neu synthetisierter DNA. Im Falle einer 100% Effizienz der PCR verdoppelt sich mit jedem Zyklus die DNA Produktmenge und analog dazu das Fluoreszenzsignal.[94,95] Der Schwellenwert (Threshold) ist ein errechneter Fluoreszenzwert, der sich aus der Standardabweichung der Fluoreszenz zwischen Zyklus 3 und 15 multipliziert mit dem Faktor zehn ergibt und zur Grundfluoreszenz der Proben addiert wird. Die Bildung des Quotienten der Fluoreszenzemission von Reporter (SYBRGreen) und passivem Referenzfarbstoff (ROX) ermöglicht die Berechnung des normalisierten Reportersignals (Rn-Wert). So können auch geringe Volumenschwankungen in den einzelnen Reaktionsansätzen rechnerisch ausgeglichen werden. Durch Auftragen des logarithmierten ΔRn-Wertes (Ordinate) gegen den jeweiligen PCR-Zyklus (Abszisse) in ein Koordinatensystem wurde eine Amplifikationsgrafik erstellt (Abb.11).[95] Alle Proben wurden in Dreifach- bzw. Fünffachbestimmung mit 25µl Ansätzen im Mikrotiterformat (96-well) unter Verwendung des 7500 Real Time PCR-Gerätes analysiert (Tabelle 9+10).

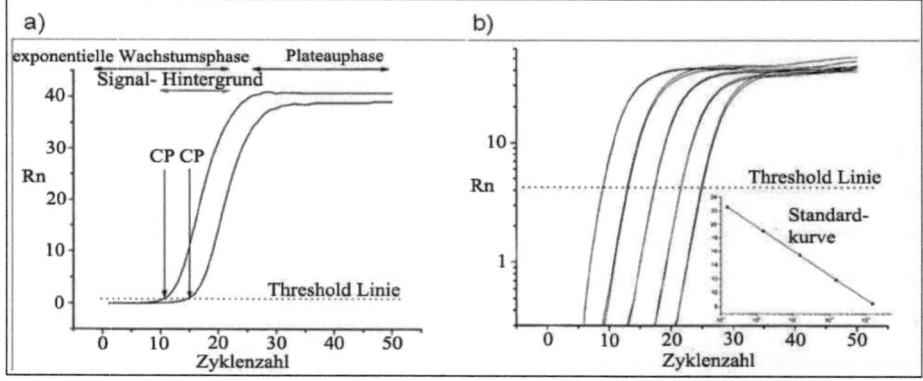

Abb. 11: Prinzip der qRT-PCR-Methode zur DNA-Quantifizierung, modifiziert nach [95]

a) Darstellung des Prinzips einer Amplifikationsgrafik, Erläuterung siehe Text

b) qRT-PCR Standardkurve mit exemplarischer Auftragung der CP-Werte vs. Logarithmus der Anzahl von DNA-Template Kopien in den Standardproben

qRT-PCR Komponente	Volumen
Platinum R SYBR R GREEN q PCR Supermix-UDG	12,5 µl
Baker HPLC Wasser	9,5 µl
Primer F (10 pmol/µl)	1 µl
Primer R (10 pmol/µl)	1 µl
DNA-Template	1 µl
Gesamtmenge	25 µl

Tabelle 9: Zusammensetzung eines Reaktionsansatzes für die qRT-PCR Analyse

THERMAL	PROFIL			
Schritt	Temperatur	Zeit	Zyklen	
1	95,0°C	10:00	1	
2	95,0°C	00:20		
	56,0°C	00:20	45	
	72,0°C	01:00		
3 (Dissoziation)	95,0°C	00:15	1	
	60,0°C	01:00		
	95,0°C	00:15		
9600 Mode Emulation				
Daten Sammlung: Schritt 2+3				
ANALYSE METHODE				
Delta Rn				

Tabelle 10: gewählte qRT-PCR Bedingungen

2.4.8 DHPLC-Analyse

Die DHPLC („denaturing high performance liquid chromatography") nutzt das unterschiedliche Schmelzverhalten von Homo- und Heteroduplices zur Detektion von Mutationen. Die individuellen physikochemischen sowie fragmentspezifischen Eigenschaften der Homo- und Heteroduplices bedingen das unterschiedliche chromatographische Verhalten.[96-98] Träger einer heterozygoten Mutation zeigen ein ausgewogenes Verhältnis von Wildtyp-DNA zur veränderten DNA. Zur

Visualisierung eines Fragmentunterschieds zwischen den verschiedenen doppelsträngigen DNA-Molekülen der beiden Allele werden die jeweiligen Einzelstränge vor der DHPLC-Analyse miteinander hybridisiert (Abb.12a).[97] Homozygote DNA zeichnet sich durch das Auftreten eines einzelnen Peaks aus. Zum Nachweis homozygoter genetischer Veränderungen ist die vorherige Mischung des zu analysierenden DNA-Materials mit Wild-Typ DNA in einem 1:1 Verhältnis erforderlich. Die Heteroduplices reagieren aufgrund des Mismatches unter denaturierenden Temperaturen instabiler als die Homoduplexe. Diese Eigenschaft bedingt experimentell eine veränderte Retentionszeit während der Chromatographie.

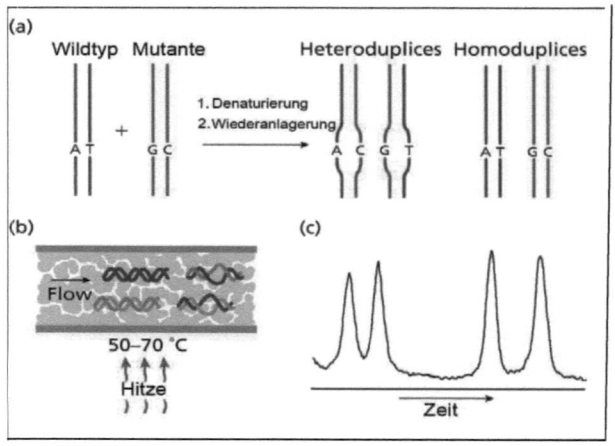

Abb. 12: Darstellung des Prinzips der DHPLC Methode [97]

Der Effekt ist am stärksten, wenn die Mutation innerhalb einer Schmelzdomäne liegt.[96-99] Triethylammoniumacetat (TEAA) wirkt als Stabilisator der Schmelzbereiche, um die mutationstypische Schmelztemperatur innerhalb eines engen Bereichs zu halten.[99] Schlussendlich resultieren durch einen UV-Detektor messbare, für Mutationen charakteristische Mehrpeakprofile (Abb. 12c).[96-99]

Praktische Durchführung

Nach der PCR wurden 50 µl des PCR-Produktes der zu analysierenden Probe 5 min auf 95°C erhitzt. Die Renaturierung erfolgte durch Abkühlung bei Raumtemperatur für etwa eine halbe Stunde. Im Falle einer Mutation erfolgte hierbei die Bildung von Homo- und Heteroduplices. Die automatisierte Analyse auf dem WAVE™-System folgte, nachdem sequenzspezifische Schmelzprofile errechnet wurden und ein „Sample Sheet" mit den jeweiligen Probennamen, Injektionsvolumina und Analysetemperaturen erstellt wurde. Die Injektionsvolumina richteten sich nach den geschätzten Konzentrationen des jeweiligen PCR-Produktes. Die Analyse eines DNA-Fragments mittels DHPLC setzt sich aus 4 Phasen zusammen, die sich durch die unterschiedlichen Kombinationen der Puffer A und B in den mobilen Phasen voneinander unterscheiden. Die Puffer wurden mit einer Fließgeschwindigkeit von 0,9 ml/min über die Säule gepumpt. In der ersten Phase („Loading") erfolgte mittels eines Autosamplers unter denaturierenden Bedingungen die Injektion der DNA Probe in eine aus Polystyren-Divinylbenzol bestehende Säule (Abb.12b). TEAA dient als Brückenmolekül zur Bindung der negativ geladenen DNA an das hydrophobe Säulenmaterial.[99] In der zweiten Phase („Gradient") findet die Elution des DNA-Fragments von der Säule statt. In dieser Phase variiert der Anteil des Puffers B zwischen 48% (12% ACN) und 69% (17,25% ACN). Innerhalb des Gradienten wird die Konzentration an Acetonitril erreicht, bei der die Elution des DNA-Fragments von der Säulenmatrix stattfindet. In der dritten Phase („Clean") wird die Säulenmatrix gereinigt. Zu diesem Zweck wird die Acetonitrilkonzentration für 0,5 min auf 25% (100% Puffer B) erhöht. So werden alle noch mit der Säulenmatrix interagierenden DNA-Fragmente eluiert. Im Elutionsprofil macht sich dies durch den sogenannten Endpeak bemerkbar. Die vierte Phase („Equilibrate") dient der Equilibrierung der stationären Phase mit der ursprünglichen Pufferkonzentration (Abb. 13).[100]

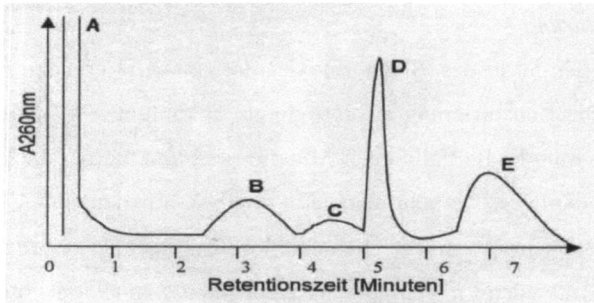

Abb. 13: Verlauf eines Wildtyp-Chromatogramms[100]
(A) Injektionspeak: enthält Nukleotide und Primer, die nicht an die Säule binden
(B) 3 Minuten Peak: in seiner Größe sehr variabel, da durch Primerdimere und „low weight"- Schmier in der PCR verursacht
(C) Schulter: kann durch Polymerase Fehler verursacht werden
(D) Proben Peak: Großteil des PCR-Produktes erscheint im Probenpeak
(E) „Acetonitrile wash off" Peak: Acetonitril eluiert verbleibendes Material von der Säulenmatrix. Acetonitril absorbiert bei 260nm und verursacht den breiten Endpeak

2.4.9 Sequenzierung

Die DNA-Sequenzierung nach Sanger dient der Bestimmung der Position und der Art einer genetischen Variante in einem definierten Abschnitt der DNA. Diese präzise, etablierte Methode der DNA-Sequenzanalyse ermöglicht durch die genaue Aufklärung der Basenabfolge, die genaue Charakterisierung unbekannter Sequenzvarianten und ist aktuell noch der Standard in diagnostischen Untersuchungen. Dabei unterscheidet man die indirekte Sequenzierung, welche Proben analysiert, die vorher in einem molekularbiologischen Präscreening-Verfahren wie der SSCP- oder der DHPLC-Methode ein abweichendes Muster zur Wildtyp-DNA zeigten, von der Direktsequenzierung, welche ebenfalls zum Screening auf Mutationen in Genen zur Anwendung kommt. Im klassischen Sanger-Verfahren wird ein DNA-Strang wie bei der PCR-Methode mit Hilfe einer DNA-Polymerase verlängert. Zusätzlich wird das

Reaktionsgemisch aus Pufferlösungen, dNTPs, der DNA-Matrize und einer definierten Menge von 2', 3'-fluoreszenzmarkierten Didesoxynukleotiden (ddNTP) gebildet. DNA-Polymerasen können ddNTP gleichsam wie dNTP über ihre 5'-Phosphatgruppe in einen wachsenden Doppelstrang einbauen. Der Kettenabbruch wird durch die fehlende 3'-OH-Gruppe der ddNTPs induziert. Diese funktionelle Gruppe ist für die Ausbildung von Phosphordiesterbindungen und somit die Kettenverlängerung erforderlich.

Praktische Durchführung
Vor der Durchführung der eigentlichen Sequenzierung wurde eine neue PCR direkt mit genomischer DNA durchgeführt und die PCR-Produkte mittels Agarosegelelektrophorese überprüft.

Aufreinigung von PCR-Produkten
Der Aufreinigungsschritt dient der Entfernung von Verunreinigungen (dNTPs, überschüssige Primer, Taq Polymerase) bevor man das Cycle Sequencing startet.

Cycle-Sequencing
Das Cycle-Sequencing ist eine lineare Amplifikation mit nur einem Primer und einer Mischung aus dNTP und fluoreszierenden ddNTP. Sie dient der Herstellung einer großen Anzahl von unterschiedlich langen Kettenprodukten, die jeweils am Ende ein Didesoxynukleotid tragen, dessen Base an der für sie spezifischen Fluoreszenzfarbe erkennbar ist. Die Aufreinigung der Cycle Sequencing Produkte erfolgte mittels EDTA-Ethanolfällung.

Sequenzanalyse
Die Sequenzanalyse erfolgte mit dem DNA-Sequenzierungssystem ABI 3100 Avant, einem hochauflösendem Kapillarelektrophorese-Detektionssystem, welches fluoreszenzmarkierte DNA-Moleküle separiert, detektiert und identifiziert. Die zur Anregung der Fluoreszenz nötige Energie wird mittels eines Laserstrahls auf die zu

detektierende Probe gerichtet. Die Auswertung der Sequenzierung erfolgte später mit dem Sequencher-Programm (Version 3.1.1, Gene Codes Corporation). Tabelle 11 fasst alle wesentlichen Arbeitsschritte übersichtlich zusammen.

Arbeitsschritt	Funktion	Durchführung	
PCR	Erstellung Template		
PCR-Produkte		Auftragen auf Agarosegel, Analyse	
Enzymatische Aufreinigung	Primerentfernung Konzentrierung DNA	10x Exo I Puffer	0,50 µl
		10U/µl Exo I Enzym	0,05 µl
		5U/µl SAP	0,10 µl
		Aqua dest.	3,90 µl
		SAP-Puffer	0,45 µl
		PCR-Produkt	5,00 µl
		Reaktionsbedingungen:	
		37°C 45min	
		80°C 15min	
		4°C Pause	
Cycle-Sequencing	Fluoreszenzmarkereinbau mit Kettenabbruch unter gleichzeitiger linearer Amplifikation	Big Dye Terminator Mix	0,5 µl
		5 x Big Dye Puffer	0,5 µl
		Primer F oder R (5 pmol/µl)	0,5 µl
		aufgereinigte PCR-Produkte	0,5 - 1 µl
		Aqua dest. Auf 5 µl Gesamtvolumen	
		Cycle Sequenzing Reaktion (25 Zyklen):	
		96°C 1 min (1 Zyklus)	
		96°C 10 sec	
		50-60°C 5 – 30 sec 25 Zyklen	
		60°C 4 min	
		4°C Pause	
Aufreinigung Fällungsreaktion	Primerentfernung Konzentrierung DNA	kurze Zentrifugation der Sequenzierungs-Proben	
		26µl Präzipitationsmix pro well in 96 well Platte	
		1 µl 1M Na-Acetat ph 5,2	
		ad 25 µl Ethanol (100%)	

		Zentrifugation 30 min (3000 rpm=1509xg)
		Überstand verwerfen
		Platte kopfüber auf Papiertuch legen und bei 1000 rpm für wenige Sekunden zentrifugieren
		2 x Waschen mit 50 µl 70% Ethanol
		Zentrifugation 8 min (3000 rpm=1509xg)
		Überstand verwerfen
		1 min bei 60°C im Thermocycler trocknen
		Proben in 20 µl 0,1 mM EDTA aufnehmen
Sequenzierung	Fluoreszenzelektrophorese	ABI 3100 AVANT

Tabelle 11: Zusammenfassung der Sequenzierungsarbeitsschritte

2.4.10 PCR-gestützte, gerichtete Mutagenese

Die PCR-gestützte, gerichtete Mutagenese ist eine etablierte Methode zur Einführung definierter Basenpaaraustausche und/oder kleiner Deletionen in vorgegebene DNA-Sequenzabschnitte. Die Mutagenese wurde mit dem „QuikChange Site-Directed Mutagenesis Kit" (Stratagene, La Jolla, CA, USA) durchgeführt. Zur Herstellung der *Faktor V*-Mutanten wurde das Exon 10 und die flankierenden intronischen Bereiche des *Faktor V*-Gens von Dr. Arnd Heuser im Labor von PD Dr. Reinhard Geßner in den Vektor "pcDNA2.1" (Invitrogen Corporation, Carlsbad, CA, USA) kloniert. Im Exon 10 befindet sich die Faktor V Leiden-Mutation, die sehr häufig genotypisiert wird. Im Bereich dieser natürlichen Mutation wurden von Herrn Dr. Heuser 72 verschiedene künstliche Mutationen in Analogie zu der „Quik Change Site Directed Mutagenesis" Strategie von Invitrogen erzeugt. Für den Annealingschritt bei der PCR wurde eine Zeit von 30 Sekunden bei einer Temperatur von 55°C, für den Extensionsschritt bei einer Länge des Plasmid-Konstrukts von ca. 4 Kb eine Zeit von 4 min bei einer Temperatur von 68°C gewählt. Alle erzeugten Mutanten des klonierten genomischen Abschnitts waren bereits von Herrn Dr. Heuser mittels DNA-Fluoreszenzsequenzierung verifiziert worden.

3 Ergebnisse

3.1 Mutationsscreening *NKX2.5* und *BMP4*

3.1.1 Primeroptimierung

Die Qualität der PCR ist in besonderem Maße abhängig von der Auswahl der den betreffenden DNA-Abschnitt flankierenden Primer. Bei der Auswahl der spezifischen Oligonukleotide sind viele verschiedene Kriterien zu berücksichtigen, um eine erfolgreiche Amplifikation zu gewährleisten (Abb. 14).

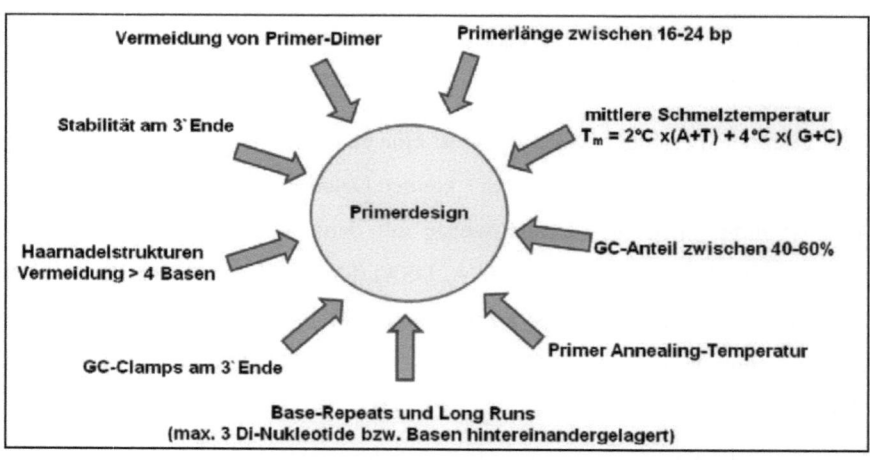

Abb. 14: Auswahlkriterien zur Erstellung PCR geeigneter Primer

Insgesamt wurden 11 Primerpaare benötigt, um alle Exons des *NKX2.5*- und *BMP4*-Gens zu amplifizieren. Mithilfe des Robocyclers konnte für alle 11 Primerpaare (Tabelle 12) eine experimentelle Versuchsreihe mit aufsteigenden Annealing-temperaturen gestartet werden (Abb.15). Bei der Analyse der geeigneten Annealingtemperatur wurde besonders auf die Stärke des PCR-Produktes und das Auftreten sowie die Intensität von Nebenbanden geachtet, da diese Komponenten mit entscheidend für Spezifität und Effektivität des ausgewählten Primerpaares sind (Tabelle 13). Eine Überprüfung der ermittelten Annealingtemperatur wurde abschließend am UNO-Thermoblock durchgeführt. Bei einem unbefriedigenden Produktergebnis wurden neue Primerpaarvarianten ausgetestet.

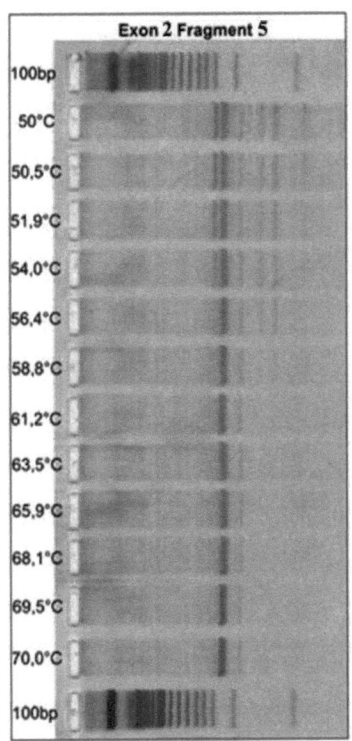
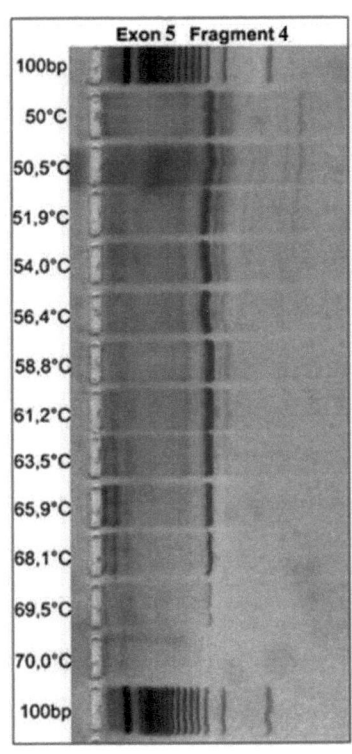

Abb. 15: Repräsentative Darstellung der Primeroptimierung, eingesetztes Gelsystem: 1
Gewählte Temperatur Beispiel Exon 2, Fragment 5 (NKXF5): 64°C
Gewählte Temperatur Beispiel Exon 5, Fragment 4 (BMPF4): 59°C

Primer	Basensequenz (5'-3')	Richtung	Fragmentlänge	Position
Primer *NKX2.5*-Gen				
NKXF1	CACCTGGCGCTGTGAGACTG	Forward		Exon 1
NKXF1	GTAGGCCTCTGGCTTGAAGG	Reverse	198 bp	Exon 1
NKXF2	CGACCCTGGCGCCCTCCTCC	Forward		Exon 1
NKXF2	GGGGCCTGTGTTTCCTCCTC	Reverse	241 bp	Exon 1
NKXF3	CCGCTCTTACCAAGCGTCTC	Forward		Exon 2
NKXF3	GTAGCGCCGGTTCTGGAACC	Reverse	282 bp	Exon 2
NKXF4	GCGTGCTGAAACTCACGTCC	Forward		Exon 2
NKXF4	CCCGGATAGGCGGGGTAGGC	Reverse	255 bp	Exon 2
NKXF5	ACGGCGTGGGCCTCAATCCC	Forward		Exon 2
NKXF5	CGCCACGCGGGTCCCTTCCC	Reverse	272 bp	Exon 2
Primer *BMP4*-Gen				
BMPF1	TAACCTTCCACTCCCCTCCC	Forward		Exon 4
BMPF1	GAAGTGTCGCCTCGAAGTCC	Reverse	220 bp	Exon 4
BMPF2	AGGGCAGAGCCATGAGCTCC	Forward		Exon 4
BMPF2	TCTAGCCAGTCCCACCAGCC	Reverse	282 bp	Exon 4
BMPF3	CCTTCCTTCCTAACTGTGCC	Forward		Exon 5
BMPF3	CAGTCTCGTGTCCAGTAGTC	Reverse	265 bp	Exon 5
BMPF4	CAGCAGAAGTGGTGCCTG	Forward		Exon 5
BMPF4	GCGTCGGGTCAAGGCATG	Reverse	302 bp	Exon 5
BMPF5	GGTCACCTTTGGCCATGATG	Forward		Exon 5
BMPF5	TCTGCACAATGGCATGGTTG	Reverse	260 bp	Exon 5
BMPF6	TTCCACTGGCTGACCACCTC	Forward		Exon 5
BMPF6	GGTGTGTATATCTGTCTATCCTC	Reverse	238 bp	Exon 5

Tabelle 12: Übersicht über Sequenz, Fragmentlänge und Position der ausgewählten Primer

Exon	Fragment / Primer	Produkt-Länge	Gerät	Optimale Annealing Temperatur	Produkt-Stärke (0-3)	NP-Stärke (0-3)	NP-Anzahl
NKX2.5- Gen							
1	1/ sense	198 bp	Robo	60 - 66°C	3	0	0
	1/ antisense		Uno	64°C	3	0	0
	2/ sense	241 bp	Robo	63 - 66°C	3	1	2
	2/ antisense		Uno	65°C	3	1	2
2	3/ sense	282 bp	Robo	59 - 65°C	3	0	0
	3/ antisense		Uno	63°C	3	0	0
	4/ sense	255 bp	Robo	62 - 66°C	2	2	2
	4/ antisense		Uno	64°C	2	0	0
	5/ sense	272 bp	Robo	61 - 70°C	3	1	1
	5/ antisense		Uno	64°C	3	0	0
BMP4-Gen							
3	1/ sense	220 bp	Robo	56 - 64°C	3	1	1
	1/ antisense		Uno	66°C	3	0	0
	2/ sense	282 bp	Robo	59 - 68 °C	3	1	2
	2/ antisense		Uno	64°C	3	1	2
4	3/ sense	265 bp	Robo	50-60°C	3	1	4
	3/ antisense		Uno	54°C	3	1	1
	4/ sense	302 bp	Robo	56 - 61°C	2	1	2
	4/ antisense		Uno	59°C	2	1	1
	5/ sense	260 bp	Robo	56 - 61°C	3	1	1
	5/ antisense		Uno	59°C	3	1	1
	6/ sense	238 bp	Robo	56 - 60°C	2	1	1
	6/ antisense		Uno	57°C	2	1	1

Tabelle 13: Primeroptimierung von *NKX2.5* und *BMP4*

Gerät: ROBO=Robocycler, UNO= Unocycler

Produktstärke: 0=keine Bande, 1= schwache Intensität, 2= gut sichtbar, 3= starke Intensität

Nebenproduktstärke: 0= kein Produkt, 1= schwache Intensität, 2= Intensität wie Hauptprodukt

3.1.2 Zusatzversuche

Während der Primeroptimierung und Kontrolle des PCR-Produkts wurden in einigen Fällen unspezifische Nebenbanden beobachtet. In diesen Fällen wurden alle relevanten Reaktionsparameter mit dem Ziel der Erhöhung der Spezifität und Effektivität der PCR und dem Ausschluss falsch-positiver und falsch-negativer Ergebnisse optimiert. Als Zielgrößen wurden insbesondere die eingesetzte DNA-Menge, die $MgCl_2$-Konzentration, die Zyklenzahl, die eingesetzte Gesamtkonzentration sowie auch das Konzentrationsverhältnis der Primer variiert (Abb. 16). Betreffend diese Variablen haben sich bei allen Primerpaaren folgende experimentelle Bedingungen als optimal erwiesen:

- PCR-Reaktion mit 38 Zyklen *(NKX2.5-Gen)*/ 35 Zyklen *(BMP4-Gen)*
- Standard DNA-Menge von 1 µl pro PCR-Ansatz
- Äquimolares Verhältnis von Vorwärts- und Rückwärtsprimern
- Jeweils 0,4 µl einer 10 µM Lösung von Vorwärts- und Rückwärtsprimern
- 15 mM $MgCl_2$

Zu viele Amplifikationszyklen, aber auch zu große Mengen an DNA, Primern oder $MgCl_2$ führten zu einer Verschlechterung der PCR-Ausbeute und einer Zunahme von unspezifischen Nebenprodukten.

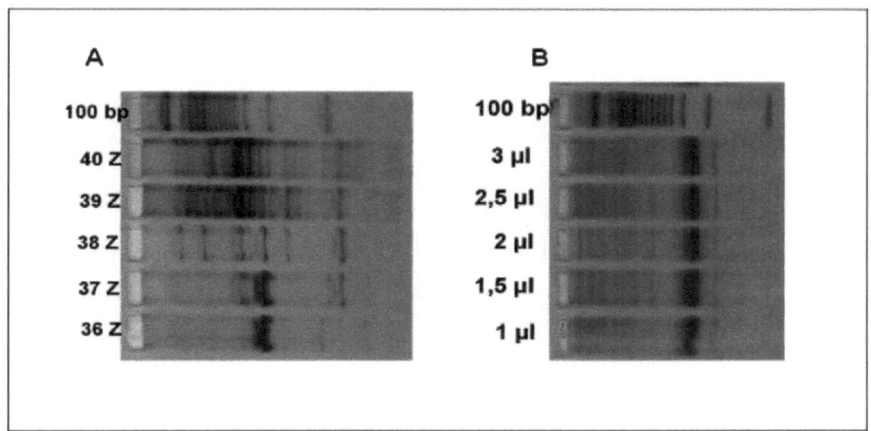

Abb. 16: Auswahl über Ergebnisse zur Untersuchung des Einfluss verschiedener Variablen auf PCR-Ausbeute am Beispiel PCR-Optimierung Exon 1 Fragment 2 (*NKX2.5*)
A: Einfluss der Zyklenzahl auf PCR-Produktqualität, eingesetztes Gelsystem:1
B: Einfluss eingesetzter Template-DNA auf PCR-Produktqualität, eingesetztes Gelsystem:1

3.1.3 Konservierung in der Evolution

Die phylogenetische Konservierung beschreibt die hohe Identität spezifischer, stark konservierter Genabschnitte bei verschiedenen Spezies, wobei im Kontext mit dem humanen *NKX2.5*- und *BMP4*-Gen insbesondere die biochemisch strukturell und funktionell wichtigen Domänen (Abb. 4+7) von Bedeutung sind. Interessanterweise handelt es sich dabei oft nicht nur im Vergleich um rein strukturelle Übereinstimmungen bzw. Unterschiede, sondern auch um eine funktionelle Konservierung von Organisations- und Steuerungsprinzipien in Form von Reaktionswegen, Netzwerken oder Komplexen. Man muss davon ausgehen, dass die Mutationsrate in allen Genen und an allen Positionen ähnlich ist. Konservierung entsteht dadurch, dass Mutationen in funktionell wichtigen Bereichen zwar entstehen, die betroffenen Individuen aber schlechter oder gar nicht überlebensfähig sind. Sie können sich im folgenden Selektionsprozess der Evolution nicht durchsetzen. Zur Untersuchung der Konservierung wurden die Aminosäuresequenzen des humanen *NKX2.5* bzw. *BMP4* mit denen verschiedener anderer höherer Vertebraten verglichen. Es wurde zwischen identisch und nicht identisch unterschieden. Der prozentuelle Anteil der Übereinstimmung in Bezug auf die gesamte Aminosäuresequenz wurde unter Identität angegeben. Die für die Untersuchung verwendeten Sequenzen mit den jeweiligen Zugangsnummern werden in der linken Spalte angegeben. Mit den von ClustalW erzeugten multiplen Alignements kann der Gene Tree bzw. Homologievergleich in Form eines Kladogramms dargestellt werden. Hierbei zeigt sich betreffend die Aminosäuresequenzen in beiden Genen ein hoher Identitätsanteil bei höheren Vertebraten. Sequenz-Ähnlichkeiten werden durch Abstandsbeziehungen graphisch veranschaulicht (Abb.17+18).

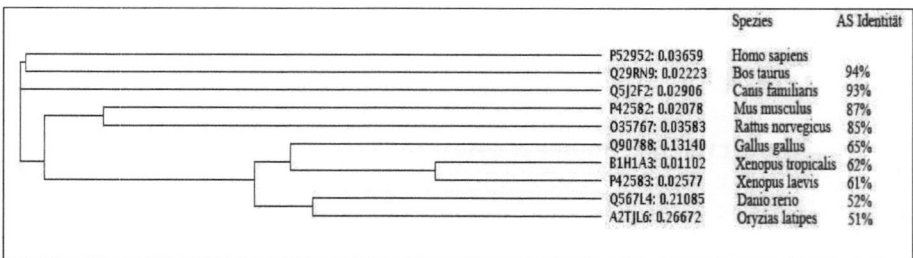

Abb. 17: Homologievergleich der Aminosäuresequenzen des *NKX2.5*-Gens bei verschiedenen Spezies

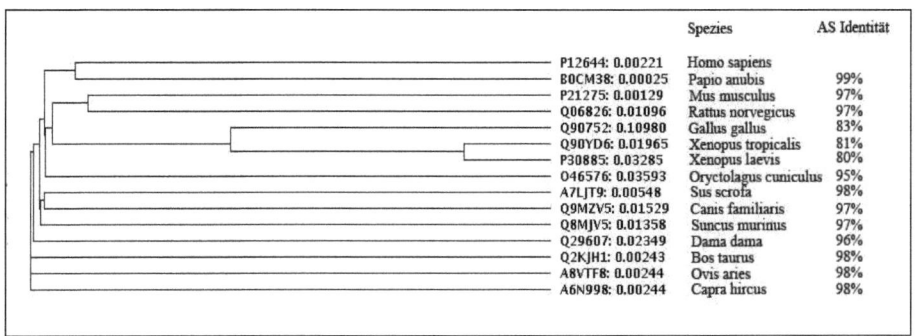

Abb. 18: Homologievergleich der Aminosäuresequenzen im *BMP4*-Gens bei verschiedenen Spezies

3.1.4 SSCP-Analysen

Das Screening wurde mit 4 verschiedenen SSCP-Gelsystemen bei verschiedenen Elektrophoresebedingungen durchgeführt, um eine möglichst optimale Mutationsdetektion zu gewährleisten. Insgesamt erwies sich das Gelsystem 3 dabei gegenüber den übrigen Gelsystemen bezüglich der Darstellung bzw. Detektion von Mutationen / Polymorphismen überlegen. Abb. 19 liefert eine übersichtliche Darstellung der verschiedenen angewendeten SSCP-Gelsysteme am Beispiel des gefundenen g.239A>G Polymorphismus im Exon 1 des *NKX2.5*.

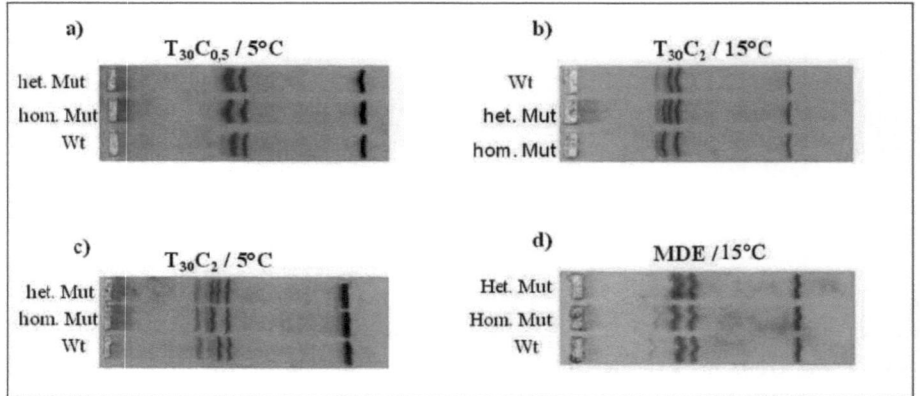

Abb. 19: Vergleich der vier verschiedenen SSCP-Gelsysteme am Beispiel des g.239A>G Polymorphismus im Exon 1 des *NKX2.5*-Gens. In dieser exemplarischen Darstellung wurden jeweils 3 verschiedene Proben (Wt: Wildtyp, het. Mut: heterozygote Mutation, hom Mut: homozygot bzgl. des g.239A>G Polymorphismus) nebeneinander aufgetragen und analysiert: (a) Gelsystem 2, (b) Gelsystem 3, (c) Gelsystem 4, (d) Gelsystem 5 (siehe auch Tabelle 6)

3.1.5 Zusammenfassung der Mutationsscreening-Ergebnisse

Nachdem in Abschnitt 3.1.2 auf das experimentelle Procedere zum Screening auf Mutationen/ Polymorphismen mittels SSCP-Methode eingegangen wurde, werden in diesem Abschnitt alle Proben näher beschrieben, bei denen sich Sequenzunterschiede zum Wildtyp mit oder ohne Auswirkungen auf die Aminosäuresequenz ergeben haben. Zur Übersicht wurde dabei das SSCP-Gelsystem ausgewählt, welches die Mutation bzw. den Polymorphismus am eindeutigsten nachweisen konnte (Abb.20+21). Für die anschließend durchgeführte Sequenzierung der in der SSCP auffällig gelaufenen Proben, werden die Ergebnisse in Vorwärtsrichtung dargestellt.

Detektierte genetische Varianten im humanen *NKX2.5*-Gen

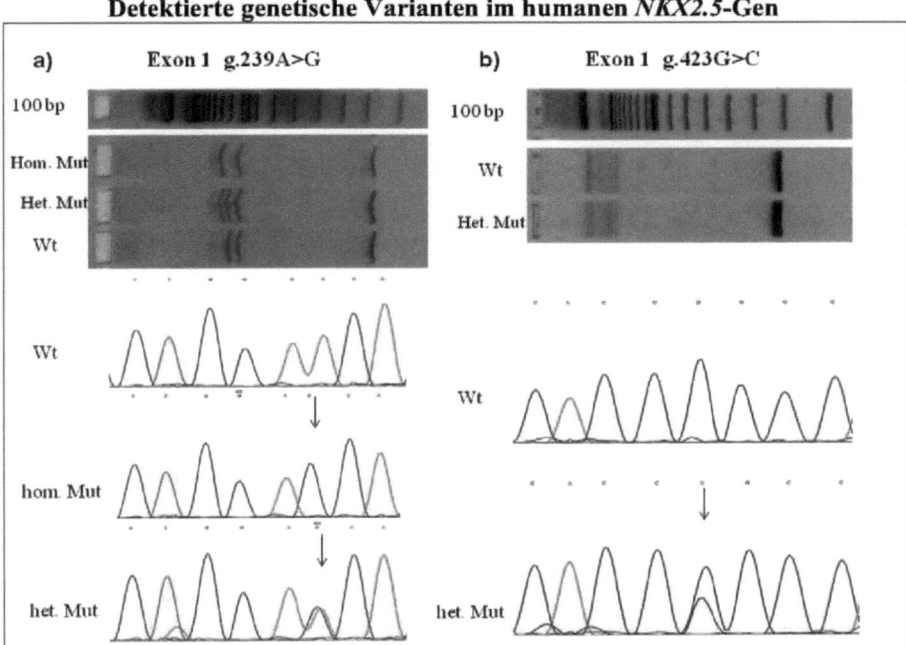

Abb. 20: Identifizierung von genetischen Varianten des *NKX2.5*-Gens.

Dargestellt sind sowohl die Ergebnisse der SSCP-Analyse als auch der anschließenden DNA-Sequenzierung. **a)** g.239A>G-Transition. In der SSCP-Analyse fiel vor allem im PAA-Gelsystem 3 ein verändertes Laufverhalten im Vergleich zum Wildtyp (Wt) auf, d.h. eine zusätzliche Einzelstrangbande. Mittels DNA-Sequenzierung konnte das Bandenmuster anschließend eindeutig dem Wildtyp sowie den heterozygoten als auch homozygoten Trägern dieser genetischen Variante zugeordnet werden. Der Pfeil weist auf den identifizierten Basenaustausch A>G an der Position g.239 im *NKX2.5*-Gen hin.

b) g.423G>C-Transversion. Im PAA-Gelsystem 5 wurde eine weitere genetische Variante im gleichen Exon des *NKX2.5*-Gens gefunden, die sich bei der DNA-Sequenzierung als eine G>C-Transversion an der Position g.423 herausstellte.

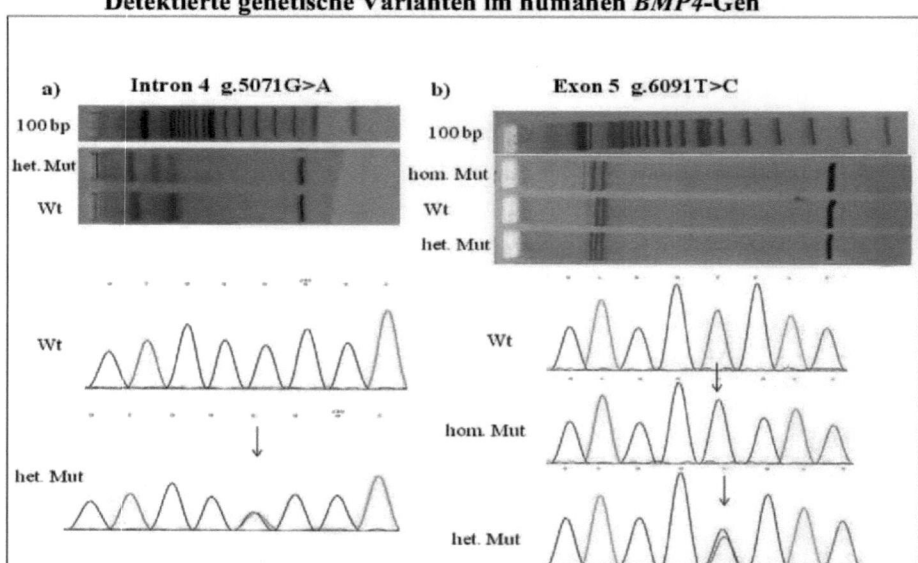

Abb. 21: Identifizierung von genetischen Varianten des *BMP4*-Gens.
Sowohl bei der Amplifikation des Exons 4 als auch des Exons 5 wurde bei einigen Proben ein auffälliges Laufverhalten in der SSCP entdeckt (in beiden Fällen Gelsystem 3). In der anschließenden DNA-Sequenzierung wurde in beiden Fällen eine Mutation nachgewiesen.
a) g.5071G>A Transition im Intron 4, 30 bp von der Splice-Donor Size entfernt.
b) g.6091T>C Transition im Exon 5. Letztere Mutation trat mehrfach auf, sodass auch ein homozygoter Träger dieser genetischen Variation identifiziert werden konnte.

Gen	Exon/Intron	gDNA*	cDNA**	Protein	Frequenz
NKX2.5	Exon 1	g.239A>G	c.239A>G	Glu21Glu	siehe 3.1.3
	Exon 1	g.423G>C	c.413G>C	P79P	1/170
BMP4	Intron 4	g.5071G>A	c.847+30G>A		2/170
	Exon 5	g.6091T>C	c.932T>C	V152A	siehe 3.1.3

NKX2.5 NC_000005.8;   **NKX2.5*: NM_004387
BMP4: NC_000014.7   **BMP4*: NM_001202

Tabelle 14: Auswirkung der gefundenen Mutationen auf die cDNA und Proteinsequenz

Die Polymorphismen g.239A>G (*NKX2.5*) und g.6091T>C (*BMP4*) waren zu diesem Zeitpunkt bereits in der Literatur beschrieben bzw. in den Datenbanken aufgeführt. Die exonische Variante g423G>C im *NKX2.5*-Gen und die intronische Variante g.5071G>A im *BMP4*-Gen waren zu diesem Zeitpunkt unbekannt bzw. vormals nicht beschrieben.

3.1.6 Genotypisierung

Polymorphismen, genetische Varianten mit einer Allelfrequenz > 1%, können durch eine Veränderung der Genexpression, qualitative Änderung der Proteinstruktur oder Veränderungen der Proteinproduktion in Interaktion mit anderen genetischen Veränderungen bzw. exogenen Noxen den Ausbruch von Krankheiten begünstigen oder dessen Verlauf modifizieren. Aus diesem Grund ist die Identifizierung von Polymorphismen in einem krankheitsspezifischen Patientenkollektiv zur Beschreibung der Assoziation genetischer Veränderungen (Genotyp) mit dem jeweiligen Phänotyp von großer Bedeutung. Der gefundene Polymorphismus g.239A>G im Exon 1 des *NKX2.5*-Gens führt zu keinem Aminosäureaustausch in dem kodierten Protein. Der detektierte Polymorphismus g.6091T>C im Exon 5 des

BMP4-Gens bedingt dagegen den Austausch der Aminosäure Valin an der Position 152 durch Alanin. Um eine mögliche Assoziation der gefundenen Polymorphismen im *NKX2.5*- und *BMP4*-Gen mit der Krankheitsentwicklung des Ostium secundum Defekts quantitativ zu ermitteln, wurde für beide genetischen Veränderungen ein sicheres und schnelles Nachweisverfahren mittels Restriktionsverdau und Gelelektrophorese entwickelt. Erwartungsgemäß sollten die untersuchten Polymorphismen, sofern sie auf den Krankheitsverlauf wesentlichen Einfluss haben, im Patientenkollektiv signifikant häufiger zu detektieren sein als im Kontrollkollektiv. Ein repräsentatives Ergebnis einer Restriktionsanalyse mit anschließender Agarosegelelektrophorese wird in Abb. 22 gezeigt. Die Allelfrequenzen der untersuchten genetischen Varianten innerhalb des untersuchten Patientenkollektivs und in dem Kontrollkollektiv sind in Tabelle 15 dargestellt. Neben der Häufigkeit der untersuchten Polymorphismen im *NKX2.5*-und *BMP4*-Gen mit der Referenznummer (rs-Nummer) des jeweiligen SNPs laut SNP-Datenbank (dbSNP) ist auch das Ergebnis einer statistischen Analyse angegeben. Für keine der untersuchten Polymorphismen konnte bezüglich der Allelfrequenz ein signifikanter Unterschied zwischen Patienten-und Kontrollkollektiv nachgewiesen werden.

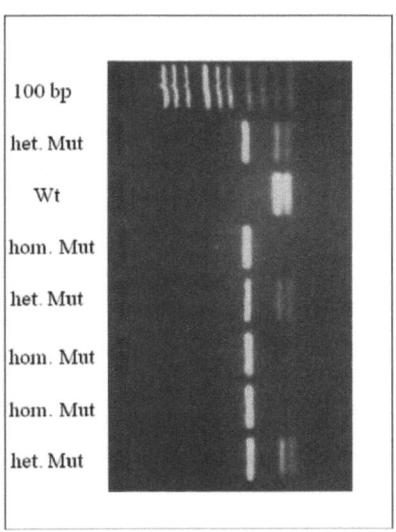

Abb. 22: Restriktionsanalyse der unterschiedlichen Genotypen des *BMP4*-Polymorphismus **g.6091T>C (V152A)**. Die PCR-Amplifikate wurden mit dem Restriktionsenzym Hph1 bei 37°C für 90 Minuten verdaut und anschließend mittels Agarosegelelektrophorese analysiert. Der Wildtyp ist mit Wt, die heterozygote Variante mit het. Mut und die homozygote Variante mit hom. Mut bezeichnet

Gen- und Allelfrequenzen der im *NKX2.5*- und *BMP4*-Gen gefundenen Polymorphismen im ASDII- und Kontrollkollektiv

SNP	Allele	Häufigkeit ASD II(n=170)		Allel-Frequenzen		Kontrollkollektiv (n=180)		Allel-Frequenzen		Chi²	p-Wert
		n	%			n	%				
NKX2.5	A/A	75	43.9	*A*	*G*	79	44.1	*A*	*G*	0.002	0.9656
(rs 2277923)	A/G	78	45.8	0,668	0,332	84	46.3	0,6725	0,3275	0.002	0.9682
	G/G	17	10.3			17	9.6			0.031	0.8608
BMP4	T/T	31	18.5	*T*	*C*	39	21.6	*T*	*C*	0.447	0.5039
(rs 17563)	T/C	88	51.7	0,4435	0,5565	84	46.7	0,4495	0,5505	0.717	0.3973
	C/C	51	29.8			57	31.7			0.049	0.8246

Tabelle 15: Frequenzen der im *NKX2.5*- und *BMP4*-Gen gefundenen Polymorphismen sowie Test einer möglichen Assoziation mit dem Ostium secundum

Defekt. P-Werte kleiner als 0,05 wurden als signifikant angesehen; der Restriktionsverdau zur Genotypisierung des SNP rs2277923 / rs17563 wurde mit dem Enzym Mwol (*NKX2.5*) bzw. Hph1 (*BMP4*) durchgeführt

3.2 Evaluierung angewendeter Mutationsdetektionstechniken

Nach Durchführung des Mutationsscreenings in den Genen *NKX2.5* und *BMP4* bei Patienten mit Ostium secundum Defekt wurde im zweiten Teil dieser Arbeit untersucht, wie sensitiv die eingesetzte SSCP-Methode zur Detektion von genetischen Varianten unter den gewählten Bedingungen ist. Dazu wurde die Methode experimentell mit einer weiteren indirekten Mutationsdetektionsmethode, der DHPLC, sowie mit der DNA-Direktsequenzierung verglichen. Als Untersuchungsmaterial dienten 72 Plasmid-DNA Proben, welche durch PCR-gestützte gerichtete Mutagenese eingeführte Punktmutationen in einem 253 Basenpaar langen Fragment aus dem Exon 10 des *Faktor V*-Gens beinhalteten (Abb.23). Die gewählten PCR-Bedingungen zur Amplifikation des betreffenden Sequenzabschnitts entsprechen den in Tabelle 5 aufgeführten Teilschritten. Nach entsprechender Optimierung der PCR-Bedingungen wurden eine Standard-Annealingtemperatur von 56°C sowie eine PCR-Zyklenzahl von 35 gewählt.

```
ACCATACTAC AGTGACGTGG ACATCATGAG AGACATCGCC TCTGGGCTAA
TAGGACTACT TCTAATCTGT AAGAGCAGAT CCCTGGACAG GCGAGGAATA
CAGGTATTTT GTCCTTGAAG TAACCTTTCA GAAATTCTGA GAATTTCTTC
TGGCTAGAAC ATGTTAGGTC TCCTGGCTAA ATAATGGGGC ATTTCCTTCA
AGAGAACAGT AATTGTCAAG TAGTCCTTTT TGGCACCAGT GTGATAACAT TTA

         Faktor-V_F: 5'- ACCATACTACAGTGACGTGG-3'
         Faktor-V_R: 5'-TAAATGTTATCACACTGGTG-3'
```

Abb. 23: ausgewählter Sequenzabschnitt aus dem Exon 10 des *Faktor V*-Gens (Referenzsequenznummer AY364535), rot markiert ausgewählte Vorwärts (F) – und Rückwärts (R) Primersequenzen zur Amplifikation mittels PCR

3.2.1 Vorbereitung des zu untersuchenden Ausgangsmaterials

Ausgehend von der Überlegung, dass zur Simulierung realer Analysebedingungen während des Screenings mit den 3 zu vergleichenden direkten bzw. indirekten Mutationsdetektionsmethoden (SSCP, DHPLC und Direktsequenzierung) eine entsprechende Modifikation der als Ausgangsmaterial zur Verfügung stehenden Proben notwendig war, wurde zunächst mittels des Nucleon BACC II DNA Extraktion Kits (Amersham Pharmacia Biotech, Freiburg) genomische DNA aus Vollblutproben von gesunden Probanden wie in Abschnitt 2.4.1 beschrieben manuell extrahiert. Anschließend wurde die DNA-Konzentration der manuell extrahierten genomischen DNA quantifiziert. Die als Ausgangsmaterial zur Verfügung stehenden Plasmid-DNA Proben, wurden im Vorfeld dieser Arbeit bereits durch Dr. med. Matthias Prager mittels des „QIAprep Spin Miniprep Kits" isoliert und auf eine DNA-Konzentration von 10 ng/µl verdünnt. Die Quantifizierung der manuell extrahierten genomischen DNA wurde in Doppelbestimmung mittels des Nanophotometer TM, UV/Vis Spectrophotometer (Implen) und Gene Quant II Photometers (Pharmacia Biotech) durchgeführt. Die DNA-Konzentration wurde unter Berücksichtigung des Verdünnungsfaktors durch Bestimmung der Extinktion bei einer Wellenlänge von 260nm, dem Absorptionsmaximum der Nukleinsäuren, ermittelt, wobei eine Absorption von A= 1.0 einer DNA-Konzentration von 50 µg/ml entspricht. Zusätzliche Aussagen zur Reinheit der untersuchten DNA erhält man durch Messung des Spektrums von 350-200 nm und Bildung des Quotienten aus A_{260} / A_{280}. Bei reiner DNA ohne RNA-, Protein – und Salzrückstände erwartet man einen Quotienten zwischen 1,7 und 2,0. Die Extraktionsmethode sowie die Leukozyten-

Konzentration im Vollblut haben Einfluss auf die isolierbare DNA-Menge. Die UV-spektralphotometrisch ermittelte Konzentration der manuell extrahierten genomischen DNA betrug 708 ng/µl bei einem Quotienten aus A_{260} / A_{280} von 2,0. Die gewonnene genomische DNA wurde auf eine Konzentration von 10 ng/µl verdünnt und die DNA Konzentration der Probe UV spektralphotometrisch überprüft. Um reale Analysebedingungen zu gewährleisten, mussten die hergestellten Plasmid-Proben in einem äquimolaren Massenverhältnis zu genomischer DNA vorliegen. Auf diese Weise sollte eine heterozygote Situation (50% genomische Wildtyp-DNA / 50% Plasmid-DNA mit beinhaltender Mutation) simuliert werden. Die Real Time PCR - Methode diente dabei zur Quantifizierung der DNA-Konzentration in Echtzeit, um so schließlich das zu verwendende Mischungsverhältnis zu determinieren. Dabei wurden die Größe des humanen Genoms (ca. $3,2 \times 10^9$ bp) und des Plasmid-Konstrukts (Plasmid pCR 2.1 Invitrogen: 3,9 kb plus Insert, ca. 0,6 kb, insgesamt 4,5 kb) bei der Ermittlung der notwendigen Verdünnung berücksichtigt.

3.2.2 Verdünnungsreihe mit absoluter Quantifizierung durch qRT-PCR

Durch den Vergleich des CP-Wertes einer Probe mit dem CP-Wert von gleichmäßigen Verdünnungsschritten eines Standards gegebener Konzentration kann auf die eingesetzte Matrizenmenge bzw. DNA-Konzentration der Probe zurückgeschlossen werden. Die gemessene Fluoreszenz (Ordinate) wird gegen die Zyklenzahl (Abszisse) aufgetragen. Zur absoluten Quantifizierung der Konzentration der Zielsequenz im Plasmidgenom im Verhältnis zur Konzentration der genomischen DNA wurde als Bezugsprobe das Material der Probe PM3, welche eine gemessene DNA-Konzentration von 11,5 ng/µl aufwies, gewählt. Zunächst wurde zur absoluten Quantifizierung der Zielsequenz eine serielle 1:10-Verdünnungsreihe (10^7 bis 10^1) des DNA-Material von Probe PM3 mit dem Primerpaar Faktor-V_F/Faktor-V_R nach dem in Tabelle 9 und 10 beschriebenen qRT-PCR Protokoll mittels des 7500 RT-PCR System der Firma Applied Biosystems amplifiziert. Dabei entspricht eine Verdünnung um den Faktor 10 etwa 3,3 PCR Zyklen. Gemessen wurden die CP-Werte der amplifizierten Plasmid-DNA Probe in Fünffach bzw. Dreifachansätzen. Der Logarithmus der Menge an DNA wurde gegen die Zyklenzahl am „Crossing Point" (CP) aufgetragen (Abb.24).

24 a)

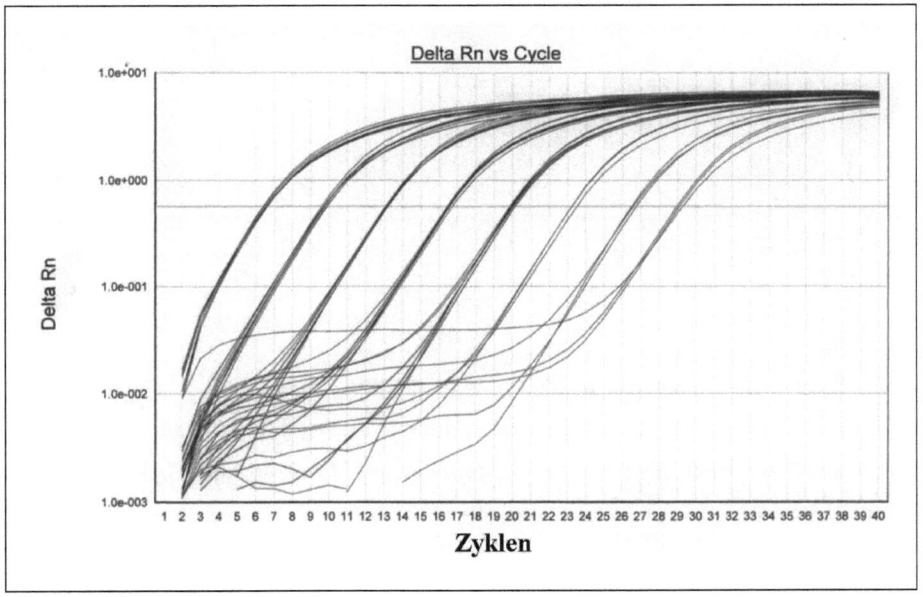

24 b)

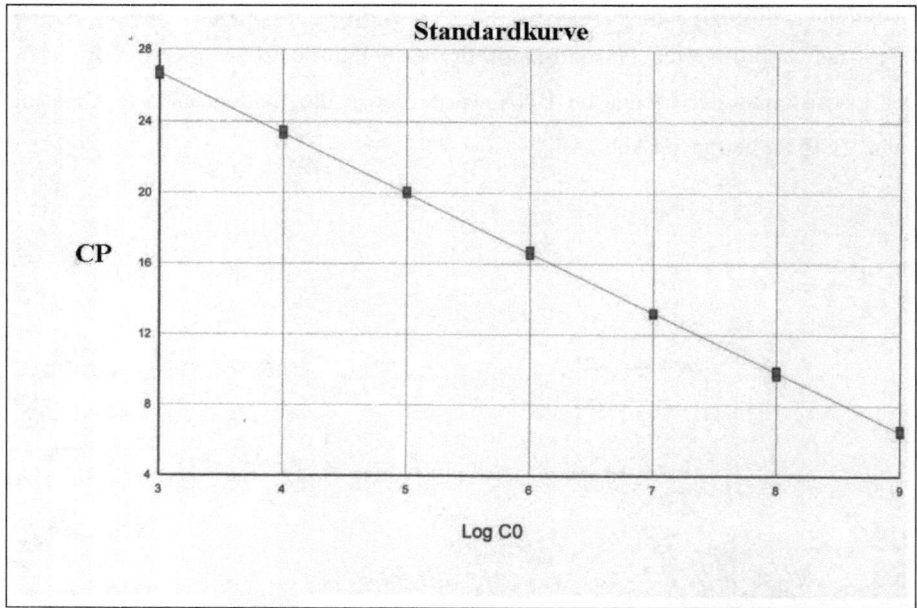

Abb. 24: Standardreihe a) Amplifikationskurven mit Darstellung der Verdünnungsreihe der Plasmid-DNA, rot markiert Schwellenwert (Threshold); b) Standardkurve erstellt aus den ermittelten CP-Werten, *Slope: -3,364, Intercept:36793335, R^2: 0,9997*

Die Effizienz der PCR wurde anhand der Steigung einer Standardkurve aus den unterschiedlichen Verdünnungsstufen ermittelt. Berechnen lässt sich die Effizienz nach der *Formel: E= $10^{-1/Steigung}-1$.*[106] Die Amplifikationseffizienz betrug nach Anwendung der o.g. Gleichung Eff=0,981 bzw. 98,1%. Ein anderer kritischer statistischer Parameter zur Evaluierung der Effizienz der PCR ist der R^2-Wert, welcher Aussagen darüber macht, wie gut zwei Messgrößen korrelieren. Ein R^2 > 0,99 weist auf eine exzellente Korrelation hin, in diesem Falle zwischen den CP-Werten und der DNA-Verdünnungsreihe. Bei gemeinsamer Auftragung der beiden

DNA-Lösungen in einer Amplifikationsgrafik mit Fünffach-Ansätzen der genomischen DNA und Verdünnungsreihe der Plasmid-DNA zeigte sich für die genomische DNA ein mittlerer CP-Wert von 25.43±0.07 sowie für die Plasmid-DNA bei einer Verdünnung von 1:70.000 ein mittlerer CP-Wert von 26.25±0.05 (Abb. 25). Zur gezielten Anpassung der beiden DNA-Konzentrationen wurden mehrere RT-PCR-Ansätze mit unterschiedlichen Mengenverhältnissen von genomischer und Plasmid-DNA in Fünffach-Ansätzen ausgetestet. Die genomische DNA wurde 1:10 verdünnt, die Plasmid-DNA entsprechend 1:2. Die H_2O Menge musste entsprechend der eingesetzten Verdünnung des DNA-Templates angepasst werden (Tabelle 16). Im TaqManAssay hatten beide DNA-Lösungen (genomisch und Plasmid) dann die gleiche funktionelle Konzentration, wenn 5 µl genomische DNA mit 2,5 µl Plasmid-DNA gemischt/verglichen wurden. Die Plasmid-DNA war zunächst 1:70.000 verdünnt, dann nochmals 1:2, d.h. 1:140.000. Wollte man ebenfalls 5 µl einsetzen, so müsste man die Lösung nochmals um den Faktor 2 verdünnen, d.h. 1:280.000. Unter dieser Annahme wurden die in Tabelle 17 aufgeführten Verdünnungsfaktoren berechnet. Bei abweichendem RT-PCR-Amplifikationsprofil der jeweiligen Plasmidprobe im Vergleich zur genomischen DNA wurde die Plasmid-DNA Lösung hinsichtlich ihrer Konzentration neu evaluiert und neu verdünnt.

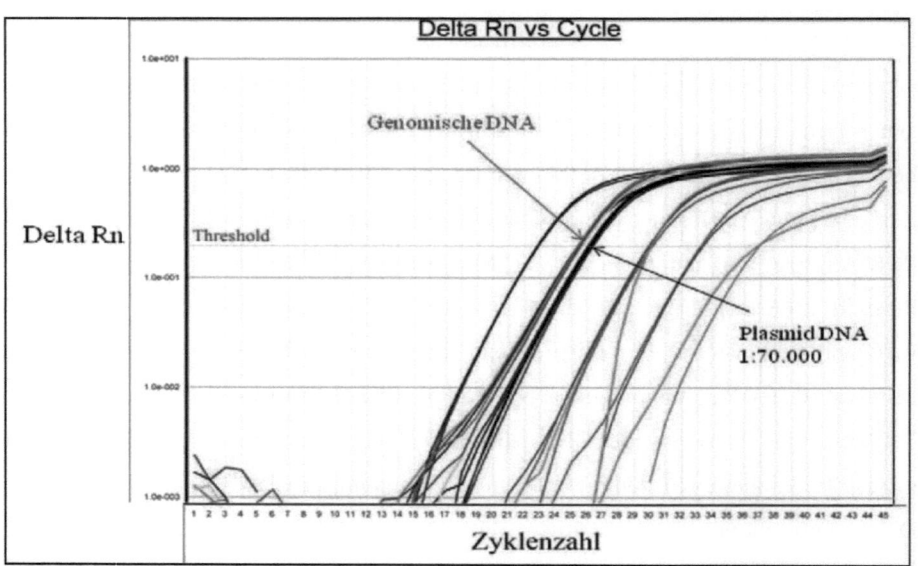

Abb. 25: Darstellung der Amplifikationskurven von genomischer DNA und Plasmid-DNA in Relation zueinander, rot markiert genomische DNA, schwarz markiert: Plasmid-DNA 1:70.000 verdünnt, restliche Amplifikationskurven entsprechend der Verdünnungsreihe der Plasmid-DNA, Erläuterung siehe Text

	genomische DNA in µl 1:10 Verdünnung	Plasmid-DNA in µl 1:2 Verdünnung	H_2O in µl	Mittlerer CP-Wert
Standard genomisch	10	0	1,5	25,43±0,07
Kontrolle 1	5+5	0	1,5	25,41±0,09
Konzentration	5	1	5,5	25,96±0,08
Konzentration	5	2	4,5	25,67±0,11
Konzentration	5	3	3,5	25,31±0,04
Konzentration	5	4	2,5	25,12±0,06
Konzentration	5	5	1,5	24,90±0,03

Tabelle 16: Austestung mehrerer Mengen-/Mischungsverhältnisse von genomischer DNA und Plasmid-DNA zur gezielten Anpassung der DNA-Konzentration mittels qRT-PCR

Probe	c (ng/µl)	A 260/280	V-Faktor	CP-Wert m	Probe	c (ng/µl)	A 260/280	V-Faktor	CP-Wert m	Probe	c (ng/µl)	A 260/280	V-Faktor	CP-Wert m
PM1	13,5	1,929	328.696	25,44±0,05	PM26	18,2	1,587	443.130	25,49±0,05	PM51	13	1,677	316.522	25,42±0,05
PM2	12,8	1,759	311.652	25,52±0,06	PM27	12	1,778	292.174	25,41±0,06	PM52	7,25	1,812	176.522	25,48±0,08
PM3	11,5	1,917	280.000	25,41±0,02	PM28	12,5	1,852	304.348	25,52±0,06	PM53	11,5	1,769	280.000	25,39±0,07
PM4	12,8	1,889	311.652	25,43±0,08	PM29	19	1,652	462.609	25,50±0,03	PM54	7,5	1,667	182.609	25,40±0,06
PM5	18	1,846	438.261	25,44±0,12	PM30	14	1,647	340.870	25,38±0,04	PM55	14,8	1,735	360.348	25,47±0,04
PM6	19,8	1,756	482.087	25,47±0,07	PM31	17	1,619	413.913	25,40±0,10	PM56	8,25	1,737	200.870	25,41±0,03
PM7	15,8	1,8	384.696	25,40±0,04	PM32	18,2	1,659	443.130	25,44±0,11	PM57	8	1,684	194.783	25,37±0,09
PM8	17,5	1,944	426.087	25,46±0,09	PM33	13,5	1,8	328.696	25,48±0,08	PM58	14,8	1,686	360.348	25,49±0,05
PM9	11,8	1,808	287.304	25,46±0,03	PM34	16,5	1,833	401.739	25,44±0,13	PM59	8,75	1,842	213.043	25,44±0,03
PM10	10,5	1,826	255.652	25,41±0,08	PM35	12,5	1,852	304.348	25,37±0,07	PM60	8,75	1,842	213.043	25,38±0,06
PM11	12,5	1,852	304.348	25,50±0,04	PM36	10,8	1,792	262.957	25,42±0,03	PM61	11,5	1,84	280.000	25,45±0,12
PM12	10,8	2,048	262.957	25,51±0,13	PM37	9,75	1,696	237.391	25,38±0,05	PM62	10,5	1,826	255.652	25,50±0,11
PM13	11,5	1,84	280.000	25,37±0,03	PM38	12,5	1,786	304.348	25,44±0,02	PM63	9,75	1,857	237.391	25,48±0,04
PM14	9,75	1,696	237.391	25,39±0,11	PM39	11,5	1,84	280.000	25,47±0,09	PM64	12,5	1,786	304.348	25,47±0,03
PM15	15,8	1,8	384.696	25,48±0,11	PM40	15	1,875	365.217	25,40±0,06	PM65	11,8	1,808	287.304	25,47±0,10
PM16	14,8	1,903	360.348	25,36±0,06	PM41	11,5	1,769	280.000	25,43±0,04	PM66	14,5	1,812	353.043	25,37±0,09
PM17	19,3	1,75	469.913	25,40±0,02	PM42	11,2	1,8	272.696	25,39±0,08	PM67	9	1,714	219.130	25,45±0,04
PM18	11,8	1,808	287.304	25,47±0,07	PM43	12,3	1,75	299.478	25,46±0,05	PM68	14,5	1,871	353.043	25,42±0,13
PM19	12	1,714	292.174	25,41±0,05	PM44	12,8	1,821	311.652	25,47±0,05	PM69	8,5	1,889	206.957	25,46±0,07
PM20	19,8	1,837	482.087	25,46±0,12	PM45	9	1,036	219.130	25,38±0,07	PM70	5,25	2,01	127.826	25,41±0,03
PM21	17,8	1,69	433.391	25,39±0,10	PM46	12,5	1,786	304.348	25,43±0,03	PM71	7,25	1,706	176.522	25,41±0,08
PM22	14	1,806	340.870	25,44±0,06	PM47	7	1,647	170.345	25,45±0,04	PM72	8	1,778	194.783	25,39±0,05
PM23	15,5	1,938	377.391	25,49±0,02	PM48	11,2	1,731	272.696	25,50±0,06					
PM24	10,5	1,826	255.652	25,48±0,04	PM49	7	1,75	170.345	25,40±0,06					
PM25	20,5	1,745	499.130	25,51±0,07	PM50	9,5	1,9	231.304	25,43±0,03					

Tabelle 17: Zusammenfassung der messtechnischen Daten jeder Plasmid-DNA Probe, UV-spektralphotometrisch bestimmte DNA-Konzentration (c in ng/µl), ermittelter Verdünnungsfaktor (V-Faktor) sowie durch qRT-PCR (absolute Quantifizierung) ermittelte DNA-Konzentration mit Angabe des mittleren CP-Werts (CP-Wert m)

3.2.3 Etablierung der DHPLC-Methode (Wave System)

Um die Sensitivität der DHPLC-Methode mit Hilfe der für diese Arbeit eingesetzten 72 gezielten Mutanten des *Faktor V*-Gens sicher zu bestimmen, musste zunächst ein optimales Analyseverfahren bezüglich des amplifizierten Genabschnittes etabliert werden. Die physikochemischen Eigenschaften wie die Länge und der GC-Gehalt des PCR-Produktes determinieren zusammen mit der ausgewählten Analysetemperatur das Elutionsprofil der HPLC-Trennung. Die Wavemaker-Software von Transgenomic ermöglicht die Erstellung eines sequenzspezifischen Schmelzkurvenprofils sowie eine Darstellung des längenabhängigen Schmelzverhaltens des analysierten Amplifikationsproduktes. Die optimale Temperatur zur chromatographischen Trennung verschiedener DNA-Komplexe ist jene, bei der die Denaturierung der DNA beginnt. Die Schmelztemperatur in den verschiedenen Abschnitten des DNA-Moleküls ist allerdings sequenzabhängig, d.h. es bestehen verschiedene Schmelzdomänen. Bei der Ermittlung der geeigneten Analysetemperaturen zur Darstellung optimaler Trennergebnisse während der DHPLC sollte erfahrungsgemäß eine Anfangstemperatur gewählt werden, bei der die "Helical Fraction", d.h. der Anteil an DNA-Doppelsträngen im Schmelzkurvenprofil, einen Anteil zwischen 70% und 85% aufweist.[96-98,100] Die Wavemaker-Software erstellt nach Eingabe der Sequenz des zu untersuchenden PCR-Produktes eine auf 0,1 °C genaue Analysetemperatur unter partiell denaturierenden Bedingungen. Desweiteren können die Schmelzeigenschaften des zu untersuchenden PCR-Produktes graphisch dargestellt werden (Abb. 26).

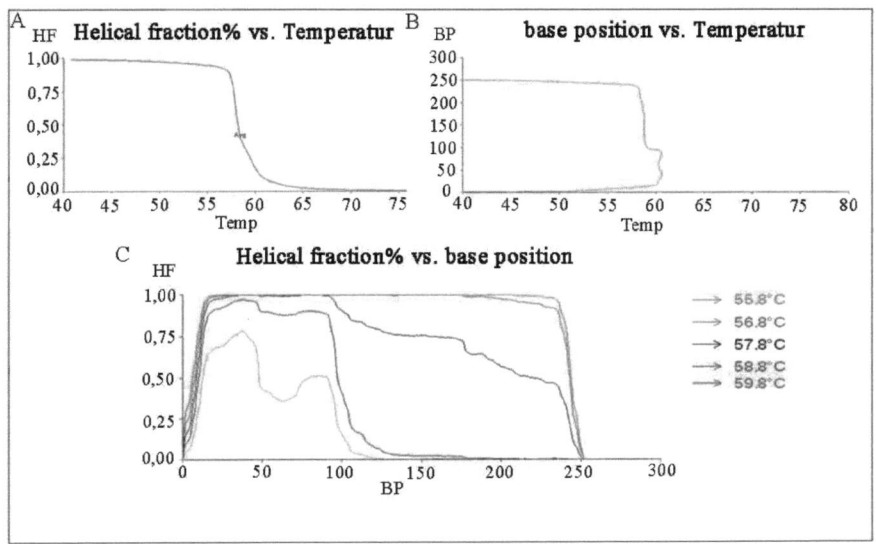

Abb. 26: Etablierung der DHPLC-Methode mit Darstellung der sequenzspezifischen Schmelzeigenschaften des Fragments

(A) Darstellung des Anteils doppelsträngiger DNA in % (Helical fraction) vs. Temperatur. Das Fragment enthält nur eine Schmelzdömäne, vorgeschlagene Analysetemperatur 57,8°C.

(B) Darstellung des längen- und sequenzabhängigen Schmelzverhaltens des Amplifikationsproduktes mit Auftragung der "base position" vs. Temperatur.

(C) Darstellung der sequenz- und längenabhängigen Schmelzprofile des zu untersuchenden Fragments bei verschiedenen Denaturierungstemperaturen mit Auftragung der "helical fraction" vs. "base position", Grad der Denaturierung für jede Basenposition des Fragments. Bei einer Temperatur von 55,8 bzw. 56,8°C ist nur der Sequenzbereich bis ca. Basenposition 100 partiell denaturiert, danach muss die Temperatur 57,8 bzw. 58,8°C betragen, um ein Aufschmelzen der Domäne sicherzustellen.

Um möglichst den Schmelzcharakter sämtlicher Schmelzdomänen bzw. Sequenzabschnitte abzudecken, mussten mehrere Temperaturen u.a. zur Verhinderung falschnegativer Ergebnisse ausgewählt werden. Zur Etablierung wurde in Probeläufen der Elutionscharakter der mittels Extraktion genomischer DNA gewonnenen Wildtyp-DNA im Vergleich zum DNA-Material von Probanden mit bekannten Mutationen im *Faktor V*-Gen bei allen von der Wavemaker-Software ermittelten Temperaturen analysiert (Daten nicht gezeigt). Durch Analyse der Peak-Muster von Wildtyp und Positivkontrollen im Chromatogramm, konnte eingeschätzt werden, ob die gewählte Analysetemperatur zum eindeutigen Detektieren der genetischen Variante geeignet war. Eine andere wichtige Komponente für die Sensitivität der DHPLC-Methode ist die Wave-Pufferkomposition bzw. das gewählte Pufferverhältnis. Die Wavemaker-Software bestimmt sequenzspezifisch und abhängig von der gewählten Analysetemperatur den prozentualen Anteil an Wave-Puffer A und B. Letztendlich wurden zur Untersuchung der gesamten Sequenzabschnitte des ausgewählten Fragments Analysetemperaturen von 55,8°C, 56,8°C, 57,8°C und 58,8°C gewählt. Nach je 100 DHPLC-Analysen wurde die Säule zur Beseitigung von Verunreinigungen für 1 Stunde mittels 100% Puffer C bei einer Temperatur von 75°C gespült und anschließend zur Überprüfung der Analysebedingungen ein Mutationsstandard aufgetragen (Daten nicht gezeigt). Dabei wurde im Chromatogramm bei einer definierten Analysetemperatur von 56°C unter dem entsprechenden Pufferflussschema das Auftreten von 4 Peaks erwartet. Bei Abweichungen erfolgten vor den eigentlichen DHPLC-Analysen eine Optimierung der Pufferkomposition sowie eine Neukalibrierung des Ofens.

3.2.4 Analyse des bearbeiteten Probenmaterials mit SSCP, DHPLC und DNA-Direktsequenzierung

Nach entsprechender Vorbereitung des Probenmaterials sowie der Etablierung der drei Mutationsdetektionsmethoden wurden alle Proben mit der SSCP-, DHPLC- und DNA-Direktsequenzierungs-Methode analysiert. Dazu wurden 50 µl PCR-Reaktionsansätze mit je 1 µl genomischer Wildtyp-DNA und Plasmid-DNA im ermittelten Verdünnungsverhältnis hergestellt und der Erfolg der durchgeführten PCR auf 2%igen Agarosegelen überprüft (Abb.27).

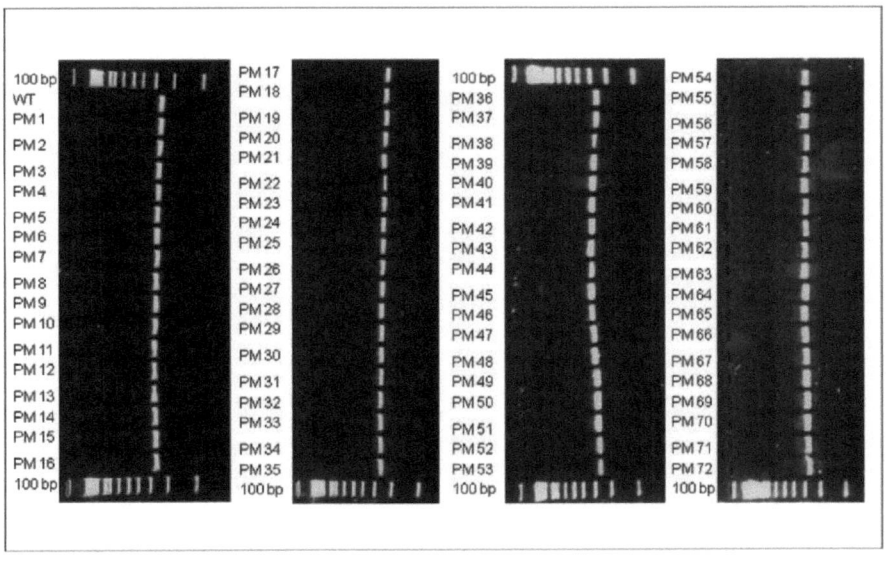

Abb. 27: Überprüfung der PCR-Produkte auf einem 2%igen Agarosegelsystem
WT: Wildtyp, 100 bp: 100 Basenpaarleiter

Nach Amplifikation des betreffenden DNA-Abschnitts mittels PCR wurden sämtliche Proben nach dem in Abschnitt 2.4.4, 2.4.8 und 2.4.9 beschriebenen Protokoll analysiert. Eine ausführliche Übersicht über die Ergebnisse ist in tabellarischer Form dargestellt (Tabelle 18). Dargestellt sind die Ergebnisse der DHPLC-Analyse bei 4 verschiedenen Analysetemperaturen, der SSCP-Analyse auf 4 verschiedenen SSCP-Gelsystemen sowie der Sequenzierung mit Zusammenfassung der entsprechenden bioinformatischen Eigenschaften der jeweiligen Probe. Im anschließenden Abschnitt werden repräsentativ Ergebnisse mit Darstellung der Qualität der unterschiedlichen Detektionsmethoden gezeigt und Unterschiede herausgearbeitet (Abb. 28-32).

Probe	Mutationseigenschaften				SSCP Analyse					DHPLC Analyse				Sequenzierung	
	c.DNA Position	Funktion	Protein	GS 2	GS 3	GS 4	GS 5		55,8°C	56,8°C	57,8°C	58,8°C	F-Sequenz.	R-Sequenz.
PM1	c.1730A>C	missense	p.R529S	x	xxx	n.n.	xx		xxx	xxx	xxx	xxx	eindeutig	eindeutig
PM2	c.1730A>G	synonymous	p.R529R	n.n.	xxx	x	xx		n.n.	x	xx	xxx	eindeutig	eindeutig
PM3	c.1730A>T	missense	p.R529S	x	xx	xx	n.n.		xx	xxx	xxx	xxx	eindeutig	eindeutig
PM4	c.1731T>A	missense	p.S530T	n.n.	n.n.	n.n.	n.n.		n.n.	n.n.	xx	xxx	unsicher	eindeutig
PM5	c.1731T>C	missense	p.S530P	x	x	x	xx		x	x	xx	xxx	eindeutig	eindeutig
PM6	c.1731T>G	synonymous	p.S530A	n.n.	xx	x	xx		n.n.	n.n.	xx	xxx	eindeutig	eindeutig
PM7	c.1732C>A	missense	p.S530Y	xx	xx	x	n.n.		xxx	xx	xx	n.n.	eindeutig	eindeutig
PM8	c.1732C>G	missense	p.S530C	x	xx	n.n.	n.n.		x	x	n.n.	xx	eindeutig	eindeutig
PM9	c.1732C>T	missense	p.S530F	x	xx	x	x		n.n.	xx	xxx	xxx	eindeutig	eindeutig
PM10	c.1733C>A	synonymous	p.S530S	x	xxx	x	xx		xxx	xxx	n.n.	n.n.	eindeutig	eindeutig
PM11	c.1733C>G	synonymous	p.S530S	n.n.	xx	n.n.	n.n.		n.n.	x	xx	x	eindeutig	eindeutig
PM12	c.1733C>T	synonymous	p.S530S	x	xx	x	n.n.		x	x	x	x	eindeutig	eindeutig
PM13	c.1734C>A	missense	p.L531M	n.n.	n.n.	n.n.	n.n.		n.n.	xxx	xx	xx	eindeutig	eindeutig
PM14	c.1734C>G	missense	p.L531V	x	xx	xx	xx		x	n.n.	xx	xxx	eindeutig	eindeutig
PM15	c.1734C>T	synonymous	p.L531L	xx	xx	x	x		n.n.	xx	xx	xxx	eindeutig	eindeutig
PM16	c.1735T>A	missense	p.L531Q	x	xx	x	xx		x	xx	xx	xx	eindeutig	eindeutig
PM17	c.1735T>C	missense	p.L531P	x	xx	x	xx		n.n.	xxx	xx	x	eindeutig	eindeutig
PM18	c.1735T>G	missense	p.L531R	xx	xxx	x	xx		n.n.	x	xxx	x	eindeutig	eindeutig
PM19	c.1736G>A	synonymous	p.L531L	n.n.	xx	n.n.	xx		n.n.	x	xx	x	eindeutig	eindeutig
PM20	c.1736G>C	synonymous	p.L531L	x	xxx	x	xx		n.n.	x	xx	x	eindeutig	eindeutig
PM21	c.1736G>T	synonymous	p.L531L	xx	x	x	n.n.		n.n.	x	xx	xxx	eindeutig	eindeutig
PM22	c.1737G>A	missense	p.D532N	xx	xx	x	x		n.n.	xx	xxx	xxx	eindeutig	eindeutig
PM23	c.1737G>C	missense	p.D532H	n.n.	n.n.	n.n.	n.n.		x	x	xxx	xxx	eindeutig	eindeutig
PM24	c.1737G>T	missense	p.D532Y	xx	xx	xx	n.n.		x	xx	xxx	xx	eindeutig	eindeutig
PM25	c.1738A>C	missense	p.D532A	n.n.	xx	n.n.	x		n.n.	n.n.	x	xx	eindeutig	eindeutig
PM26	c.1738A>G	missense	p.D532G	n.n.	xx	n.n.	n.n.		n.n.	n.n.	xx	xxx	eindeutig	eindeutig
PM27	c.1738A>T	missense	p.D532V	x	xx	x	n.n.		n.n.	x	xx	xxx	unsicher	eindeutig
PM28	c.1739C>A	missense	p.D532E	x	xx	xx	x		n.n.	n.n.	n.n.	xx	eindeutig	eindeutig

ID	c.	type	protein									
PM29	c.1739C>G	missense	p.D532E	xx	n.n.	xx	x	xx	xx	xxx	eindeutig	eindeutig
PM30	c.1739C>T	synonymous	p.D532D	x	n.n.	n.n.	n.n.	n.n.	xx	xx	eindeutig	eindeutig
PM31	c.1740A>C	synonymous	p.R533R	xx	x	n.n.	n.n.	n.n.	x	x	eindeutig	unsicher
PM32	c.1740A>G	missense	p.R533G	x	xx	xx	n.n.	n.n.	x	xx	unsicher	eindeutig
PM33	c.1740A>T	missense	p.R533W	xx	x	xx	xxx	n.n.	x	xx	eindeutig	eindeutig
PM34	c.1741G>A	missense	p.R533K	n.n.	xx	n.n.	n.n.	n.n.	x	xx	eindeutig	eindeutig
PM35	c.1741G>C	missense	p.R533T	x	xx	n.n.	n.n.	n.n.	n.n.	xx	eindeutig	eindeutig
PM36	c.1741G>T	Missense	p.R533M	n.n.	xx	n.n.	x	x	x	xxx	eindeutig	eindeutig
PM37	c.1742G>A	synonymous	p.R533R	n.n.	xx	x	x	x	xx	x	eindeutig	eindeutig
PM38	c.1742G>C	Missense	p.R533S	x	x	x	x	xxx	xx	x	eindeutig	eindeutig
PM39	c.1742G>T	Missense	p.R533S	n.n.	n.n.	x	n.n.	xxx	x	x	eindeutig	eindeutig
PM40	c.1743C>T	synonymous	p.R534R	xx	x	n.n.	x	xx	xx	xx	eindeutig	eindeutig
PM41	c.1743C>G	missense	p.R534G	n.n.	n.n.	n.n.	n.n.	x	n.n.	xx	eindeutig	eindeutig
PM42	c.1743C>T	nonsense	p.R534stop	n.n.	n.n.	n.n.	n.n.	n.n.	x	xx	eindeutig	eindeutig
PM43	c.1744G>A	missense	p.R534Q	x	xx	xx	n.n.	n.n.	n.n.	x	eindeutig	eindeutig
PM44	c.1744G>C	missense	p.R534P	x	xx	n.n.	n.n.	x	n.n.	xxx	eindeutig	eindeutig
PM45	c.1744G>T	missense	p.R534L	n.n.	xx	x	n.n.	x	x	xx	eindeutig	eindeutig
PM46	c.1745A>C	synonymous	p.R534R	xx	xx	n.n.	x	xx	xxx	n.n.	eindeutig	eindeutig
PM47	c.1745A>G	synonymous	p.R534R	x	x	n.n.	n.n.	xxx	n.n.	xx	eindeutig	eindeutig
PM48	c.1745A>T	synonymous	p.R534R	n.n.	xx	n.n.	n.n.	n.n.	n.n.	xx	eindeutig	eindeutig
PM49	c.1746G>A	missense	p.G535R	x	x	xx	n.n.	xx	xxx	n.n.	eindeutig	eindeutig
PM50	c.1746G>T	nonsense	p.G535stop	xx	n.n.	x	n.n.	x	xx	x	eindeutig	eindeutig
PM51	c.1747G>A	Missense	p.G535E	x	xx	xx	n.n.	x	x	xxx	eindeutig	eindeutig
PM52	c.1747G>C	Missense	p.G535A	n.n.	n.n.	n.n.	n.n.	x	x	xxx	eindeutig	eindeutig
PM53	c.1748A>C	synonymous	p.G535G	x	xx	x	n.n.	xx	xx	xxx	eindeutig	eindeutig
PM54	c.1748A>G	synonymous	p.G535G	xx	xxx	x	xxx	xx	xx	xxx	eindeutig	eindeutig
PM55	c.1748A>T	synonymous	p.G535G	xx	n.n.	n.n.	x	xx	xx	n.n.	eindeutig	eindeutig
PM56	c.1749A>C	Missense	p.I536L	x	xx	xx	n.n.	xx	xx	n.n.	eindeutig	eindeutig
PM57	c.1749A>G	Missense	p.I536V	xx	xxx	x	n.n.	xx	x	xxx	eindeutig	eindeutig
PM58	c.1749A>T	Missense	p.I536L	n.n.	xxx	x	n.n.	x	xx	xxx	eindeutig	eindeutig
PM59	c.1750T>A	Missense	p.I536K	x	xxx	xx	n.n.	xx	xxx	xx	eindeutig	eindeutig

Probe													
PM60	c.1750T>C	Missense	p.I536T	x	xx	x	x	n.n.	xx	xxx	xx	eindeutig	eindeutig
PM61	c.1750T>G	Missense	p.I536R	n.n.	xx	n.n.	xx	n.n.	x	x	n.n.	eindeutig	eindeutig
PM62	c.1751A>C	synonymous	p.I536I	xx	n.n.	xx	n.n.	n.n.	xx	x	x	eindeutig	eindeutig
PM63	c.1751A>G	missense	p.I536M	xx	n.n.	xx	n.n.	x	xx	n.n.	n.n.	eindeutig	eindeutig
PM64	c.1751A>T	synonymous	p.I536I	x	xx	x	x	n.n.	x	xx	n.n.	eindeutig	eindeutig
PM65	c.1752C>A	Missense	p.Q537K	n.n.	xx	n.n.	x	n.n.	xx	xxx	xx	eindeutig	eindeutig
PM66	c.1752C>G	Missense	p.Q537E	x	xxx	n.n.	xxx	n.n.	x	xx	xxx	eindeutig	eindeutig
PM67	c.1752C>T	Nonsense	p.Q537stop	n.n.	n.n.	n.n.	n.n.	n.n.	n.n.	n.n.	xx	eindeutig	eindeutig
PM68	c.1753A>C	Missense	p.Q537P	n.n.	xx	x	x	n.n.	x	x	x	eindeutig	eindeutig
PM69	c.1753A>G	Missense	p.Q537R	x	xx	x	xx	n.n.	n.n.	x	xx	eindeutig	eindeutig
PM70	c.1753A>T	Missense	p.Q537L	x	xx	xx	xx	n.n.	n.n.	x	xx	eindeutig	eindeutig
PM71	c.1754G>A	synonymous	p.Q537Q	n.n.	xxx	xx	x	n.n.	xxx	xx	xx	eindeutig	eindeutig
PM72	c.1754G>C	Missense	p.Q537H	n.n.	n.n.	n.n.	n.n.	x	x	xx	xx	eindeutig	eindeutig

Tabelle 18: Übersicht über die Ergebnisse der SSCP-Analyse, DHPLC-Analyse sowie der Direktsequenzierung. Probe= Probennummer, GS 2,3,4,5 = SSCP-Bedingungen (Tabelle 6), F-Sequenz. = Vorwärts-Sequenzierung, R-Sequenz.=

Rückwärts-Sequenzierung; n.n. nicht nachweisbar, x = kaum sichtbar, xx= gut sichtbar, xxx= sehr gut sichtbar

Im Folgenden wird repräsentativ anhand der Ergebnisse von SSCP-Analyse, DHPLC-Analyse und DNA-Direktsequenzierung von Probe PM1 das in dieser Arbeit angewandte Analyseschema zum Nachweis der jeweiligen genetischen Variante dargestellt. Alle Detektionsmethoden konnten im folgenden Beispiel die genetische Variante im betreffenden Sequenzabschnitt eindeutig identifizieren bzw. bestätigen (Abb.28-30).

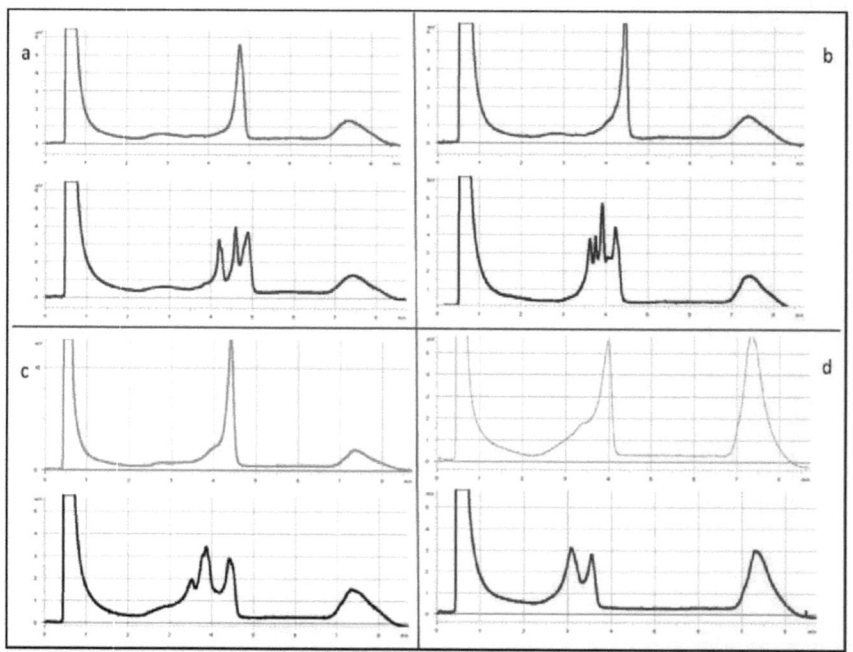

Abb. 28: Darstellung der heterozygoten genetischen Variante (unten) im Vergleich zum homozygoten Wildtyp-Chromatogramm (oben) mittels DHPLC-Analyse bei verschiedenen Analysetemperaturen

A: DHPLC-Analyse der Probe PM1 bei 55,8°C mit Auftragung Absorption (mv) vs. Retentionszeit (min). Darstellung eines 3-Peak Profils.

B: DHPLC-Analyse der Probe PM1 bei 56,8°C. Typisches 4 Peak-Profil (2

Heteroduplices und 2 Homoduplices) entsprechend eines heterozygoten Mutationsträgers

C: DHPLC-Analyse der Probe PM1 bei 57,8°C. Angedeutetes 3 Peak-Profil.

D: DHPLC-Analyse der Probe PM1 bei 58,8°C. 2 Peak-Profil, wobei der erste durch die thermolabileren Heteroduplices, der zweite durch die Homoduplices verursacht wird.

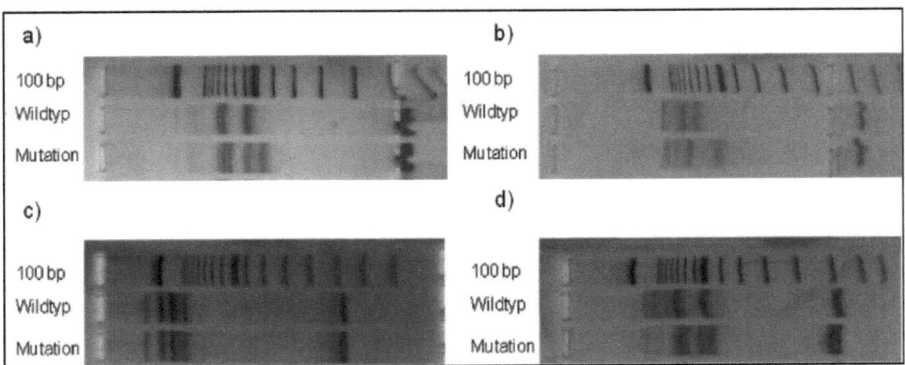

Abb. 29: Untersuchung der genetischen Variante PM1 mittels SSCP-Analyse

A und B: SSCP-Analyse von Probe PM1 auf $T_{30}C_{0,5}$ Gelsystem bei 5°C sowie $T_{30}C_2$ Gelsystem bei 15°C. Im Vergleich zum Wildtyp zeigen sich ein deutlich verändertes Migrationsverhalten sowie das Auftreten von Zusatzbanden.

C: SSCP-Analyse von Probe PM1 auf $T_{30}C_2$ Gelsystem bei 5°C. Auf diesem Gelsystem ist bezüglich des Bandenmusters und Laufverhaltens kein Unterschied zwischen Wildtyp und der die Mutation beinhaltenden Probe zu erkennen.

D: SSCP-Analyse von Probe PM1 auf MDE-Gelsystem bei 15°C. im Vergleich zum Wildtyp zeigen sich zum einen das Auftreten von zusatzbanden, zum anderen das Auftreten eines sogenannten Heteroduplex.

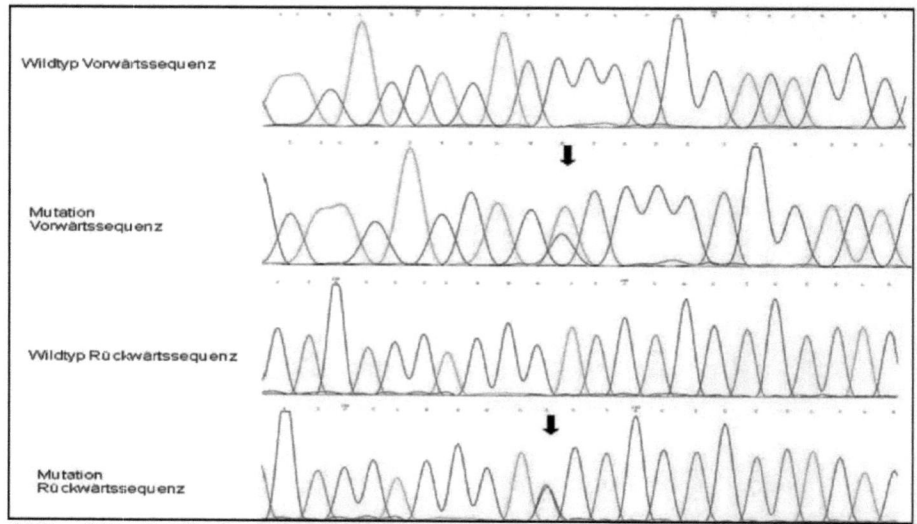

Abb. 30: Analyse der genetischen Variante PM 1 mittels DNA-Direktsequenzierung

Dargestellt sind die Elektropherogramme des Wildtyps sowie der missense Mutation in Vorwärts- und Rückwärtsrichtung. Es zeigen sich an der jeweilig markierten Stelle (Pfeil) zwei gleich starke Signale.

Im nächsten Abschnitt wird am Beispiel der Analyseergebnisse der Probe PM 72 die in dieser Arbeit beobachtete Überlegenheit der DHPLC gegenüber der SSCP als Analyseverfahren zur Detektion genetischer Varianten dargestellt (Abb.31).

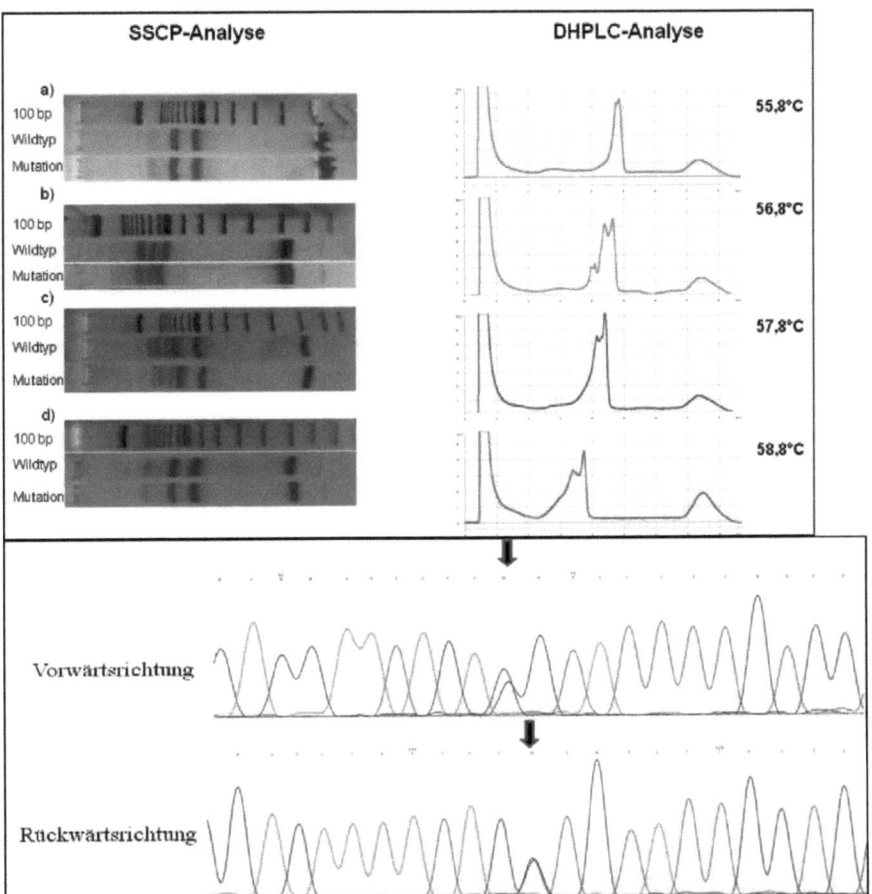

Abb. 31: Vergleich der Sensitivität von SSCP- und DHPLC-Methode zur Detektion genetischer Varianten am Beispiel der Analysen von Probe PM72
Links: Untersuchung der genetischen Variante PM72 mittels SSCP-Analyse

a): SSCP-Analyse von Probe PM72 auf $T_{30}C_{0,5}$ Gelsystem bei 5°C. Keine Detektion eines im Vergleich zum Wildtyp veränderten Migrationsverhaltens bzw. von Zusatzbanden

b): SSCP-Analyse von Probe PM 72 auf $T_{30}C_2$ Gelsystem bei 15°C. Keine Detektion eines im Vergleich zum Wildtyp veränderten Migrationsverhaltens bzw. von Zusatzbanden

c): SSCP-Analyse von Probe PM72 auf $T_{30}C_2$ Gelsystem bei 5°C. Keine

Detektion eines im Vergleich zum Wildtyp veränderten Migrationsverhaltens bzw. von Zusatzbanden

d): SSCP-Analyse von Probe PM72 auf MDE Gelsystem bei 15°C. Keine Detektion eines im Vergleich zum Wildtyp veränderten Migrationsverhaltens bzw. von Zusatzbanden

Rechts: Untersuchung der genetischen Variante PM72 mittels DHPLC-Analyse bei verschiedenen Analysetemperaturen

Bei 55,8°C zeigt sich nur angedeutet eine Schulter im Bereich des Homoduplexes als Hinweis für eine genetische Variante.

Zwischen 56.8°C - 58.8°C zeigt sich dann ein für die Mutation typisches DHPLC-Profil mit eindeutigem Hinweis für eine heterozygote genetische Variante im betreffenden Sequenzabschnitt.

Unten: Analyse der genetischen Variante PM72 mittels DNA-Direktsequenzierung

Dargestellt sind die Elektropherogramme der missense Mutation in Vorwärts – und Rückwärtsrichtung. Es zeigen sich an der jeweilig markierten Stelle (Pfeil) zwei gleich starke Signale.

Alle 72 Mutationen konnten durch Direktsequenzierung eindeutig charakterisiert werden. Die Sequenzierung wurde sowohl in 5'- als auch 3'-Richtung durchgeführt. So konnten nicht eindeutige Ergebnisse bei der Auswertung der Elektropherogramme durch Sequenzierung am Gegenstrang entsprechend genauer untersucht werden. Abb. 32 veranschaulicht repräsentativ anhand von 3 Beispielen den beschriebenen Sachverhalt. Bei der Sequenzierung in Vorwärtsrichtung zeigt sich bei der Analyse von Probe PM4 (Abb. 32A), Probe PM 26 (Abb. 32B) sowie Probe PM32 (Abb. 32C) nur angedeutet ein Hinweis für eine heterozygote genetische Variante (Pfeil) mit Darstellung zweier Signale unterschiedlicher Stärke. Nach Sequenzierung in Gegenrichtung zeigt sich ein eindeutiges Signalmuster einer heterozygoten genetischen Variante (Pfeil) im betreffenden Sequenzabschnitt.

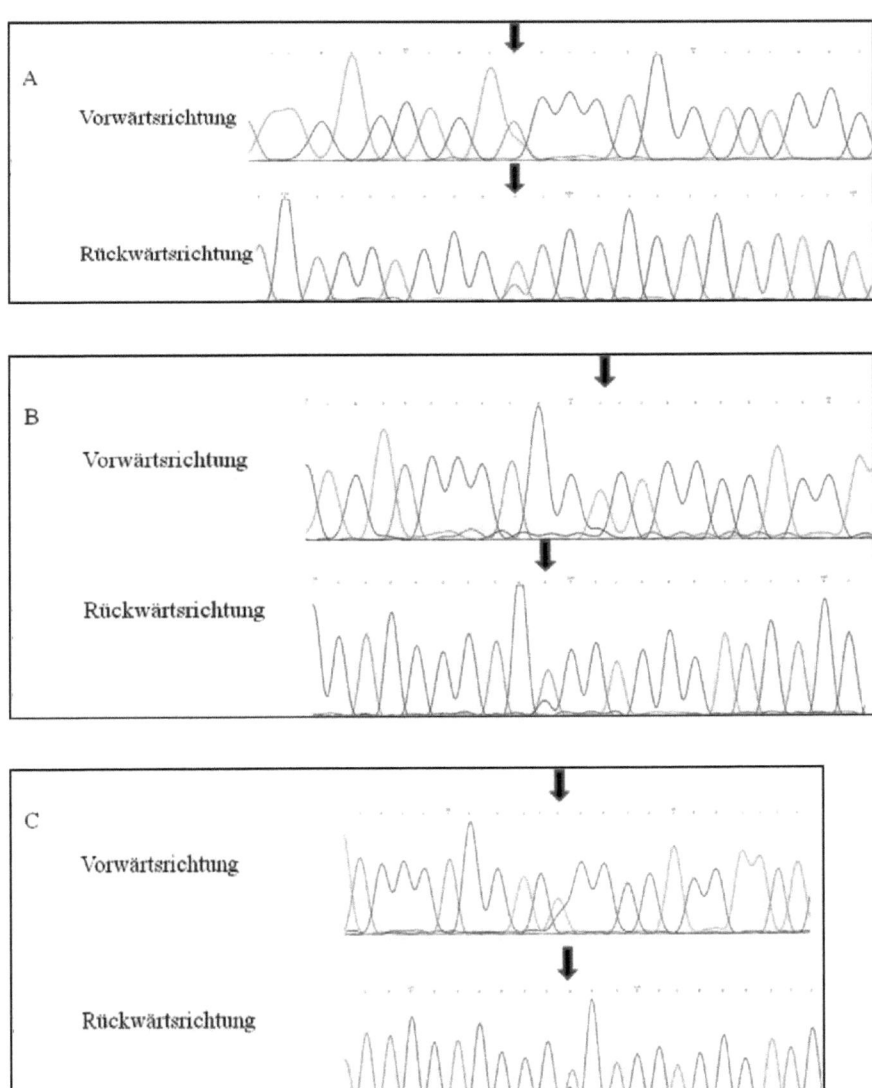

Abb.32 A-C: Darstellung des Analyseprinzips bei der DNA-Direktsequenzierung in Vorwärts- und Rückwärtsrichtung

4 Diskussion

Die vorliegende Arbeit ist Teil eines Gesamtprojekts des Deutschen Herzzentrums Berlin sowie Berlin Institute for Heart Research (BIHR) mit dem Ziel, zur Aufklärung der genetischen Grundlagen von angeborenen Ostium secundum Defekten beizutragen. Vor dem Hintergrund wurden zudem mehrere häufig für die molekulargenetische Diagnostik verwendete Verfahren im Hinblick auf ihre Sensitivität, Zuverlässigkeit und den erforderlichen technischen Aufwand evaluiert. Daher gliedert sich die Diskussion in zwei Teile: Im ersten Teil werden Ergebnisse des Mutationsscreenings im Hinblick auf die genetischen Aspekte des Ostium secundum Defekts interpretiert; im zweiten Teil werden die drei untersuchten Verfahren zur Mutationsdetektion verglichen.

4.1 Patientenkollektiv

Ziel dieser Arbeit war zunächst die molekulargenetische Analyse eines im Deutschen Herzzentrum Berlin und in der Franz-Volhard Klinik Berlin Buch rekrutierten Patientenkollektivs, dessen klinische Untersuchungsergebnisse u.a. im Rahmen der Doktorarbeit von Frau Eva Maria Gwendolyn Roth geb. Esenwein zusammengestellt und ausgewertet wurden. Die AG von Prof. Berger (DHZB) war dabei neben der Patientenrekrutierung für die Studienplanung, die Probengewinnung für die genetischen Analysen, die klinische Datenerhebung, die Erstellung einer eigenen Datenbank sowie die statistische Auswertung der klinischen Daten verantwortlich. Insgesamt wurden für diese Arbeit 170 nicht miteinander verwandte Patienten mit ASD II rekrutiert, wovon 110 Patienten einen isolierten ASD II und 60 Patienten als Hauptdiagnose einen ASD II mit oder ohne konkomitante Herzfehler aufwiesen. Die Rahmendaten des Patientenkollektivs u.a. Ein- und Ausschlusskriterien sind in Abschnitt 2.1 beschrieben. Insgesamt 5 Kandidatengene wurden durch die AG von

PD Dr. Geßner (Institut für Laboratoriumsmedizin und Pathobiochemie, Charité Virchow Klinikum Berlin) sowie die AG von Dr. C. Özcelik (Kardiogenetisches Labor, Experimental and Clinical Research Center, Lindenberger Weg 80, 13125 Berlin) auf genetische Varianten mittels SSCP-Analyse und anschließende Sequenzierung untersucht. Die Mutationsanalysen der Gene *GATA4*, *CRELD1* sowie *CFC1* wurden dabei durch die AG Özcelik durchgeführt. Die Analysen der Gene *NKX2.5* und *BMP4* waren Gegenstand dieser Arbeit. Zu Beginn der Arbeit wurden aus Zeitgründen die klinische Diagnostik der ASD II-Patienten und die Mutationssuche parallel durchgeführt.

4.2 Analyse der gefundenen genetischen Varianten im *NKX2.5* und *BMP4*

NKX2.5, Exon 1, GAA>GAG, Glu21Glu (rs2277923)

Hierbei handelt es sich um einen bereits beschriebenen Polymorphismus im Exon 1 des *NKX2.5*-Gens mit Austausch (Transition) der Purinbase Adenin gegen Guanin an Position 239 der cDNA. Dieser synonymous SNP betrifft das Codon 21, das für die polare, ungeladene Aminosäure Glutamat kodiert, führt aber zu keinem Aminosäureaustausch. Der betreffende Aminosäuresequenzabschnitt zeigt eine hohe phylogenetische Konservierung (Abb. 33).

Generell kann nicht ausgeschlossen werden, dass eine synonyme Mutation aufgrund der veränderten Codon-Usage zu einer veränderten Translationsrate führt. Außerdem kann eine derartige Mutation auch einen Einfluss auf die Genregulation oder die mRNA-Stabilität haben. Daher wurden mittels RFLP-Analyse eine Genotypisierung im Patienten- sowie im Kontrollkollektiv durchgeführt und anschließend die Allelfrequenzen berechnet (Tabelle 15). Im χ^2-Test zeigt sich in Bezug auf die in dieser Arbeit gefundenen Polymorphismusträger unter 170 ASD II-Patienten im Vergleich zum Kontrollkollektiv keine signifikante Assoziation des Polymorphismus mit dem Ostium secundum Defekt und auch keine signifikante Abweichung vom Hardy Weinberg Gleichgewicht (p < 0,05).

Die Ergebnisse verschiedener Studien zu dem Einfluss des Polymorphismus auf die klinische Expressivität des Ostium secundum Defekts sind relativ einheitlich. Eine Anzahl von experimentellen Studien im kaukasischen und asiatischen Raum ergab keine Assoziation der genetischen Variante im *NKX2.5*-Gen mit einer stärkeren klinischen Ausprägung der Erkrankung und keine signifikante Häufung des Genotyps gegenüber einem gesunden Vergleichskollektiv.[58,101-103]

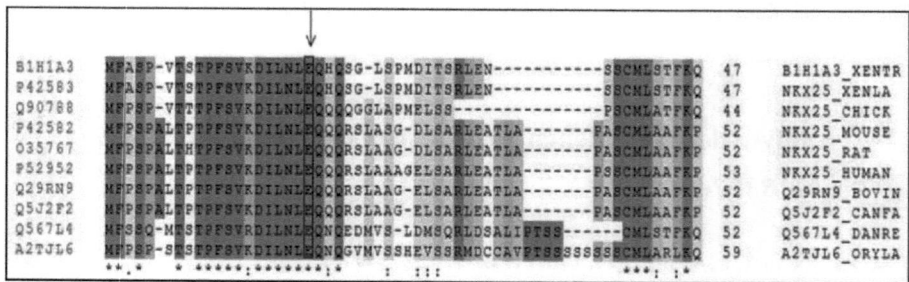

Abb. 33: Alignement der Sequenzen verschiedener Spezies im betreffenden Abschnitt des *NKX2.5*-Gens

NKX2.5, Exon 1, CCA> CCG, P79P

Auch hier handelt es sich um einen synonymous SNP in einem phylogenetisch speziesweit konservierten Aminosäuresequenzabschnitt (Abb.34). Der Purinbasenaustausch (Transition) von Adenin gegen Guanin im Exon 1 an Position 413 der cDNA führt zu keinem Austausch der apolaren alipathischen Aminosäure Prolin und konnte nur bei einem Patienten mit isoliertem Ostium secundum Defekt nachgewiesen werden. Diese Mutation war zu diesem Zeitpunkt noch nicht beschrieben. Bei keinem der 180 untersuchten gesunden Kontrollindividuen konnte diese genetische Variante in *NKX2.5* nachgewiesen werden (Daten nicht gezeigt). Die pathogenetische Relevanz dieses SNPs dürfte angesichts seiner Lokalisation als gering einzuschätzen sein.

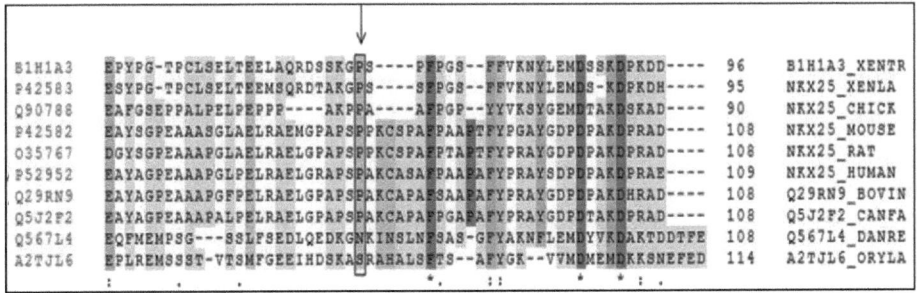

Abb. 34: Alignement der Sequenzen verschiedener Spezies im betreffenden Abschnitt des *NKX2.5*-Gens

BMP4, Exon 5, GTG>GCG Valin152Alanin (rs 17563)

Dieser im Exon 5 des *BMP4*-Gens lokalisierte bereits vorbeschriebene Polymorphismus ist charakterisiert durch den Austausch der unpolaren alipathischen Aminosäure Valin gegen das ebenfalls unpolare, aliphatische Alanin an Proteinposition 152 bedingt durch einen Austausch (Transition) von Thymin gegen Cytosin. Der betreffende Aminosäuresequenzabschnitt ist phylogenetisch hochkonserviert (Abb.35). Beide Aminosäuren sind sich chemisch sehr ähnlich und dürften sich funktionell kaum unterscheiden.

Eine mögliche Assoziation des detektierten Polymorphismus mit dem Ostium secundum Defekt wurde auch in diesem Falle mittels RFLP-Analyse im Patienten- sowie Kontrollkollektiv zur Ermittlung der Genotypenverteilung und anschließenden statistischen Auswertung untersucht (Tabelle 15). Im χ^2-Test zeigt sich in Bezug auf die in dieser Arbeit gefundenen Polymorphismusträger unter 170 ASD II-Patienten im Vergleich zum Kontrollkollektiv (n=180) keine signifikante Abweichung vom Hardy-Weinberg-Gleichgewicht. Dies kann als Indiz für die eher geringe pathogenetische Bedeutung des Polymorphismus gewertet werden.

In der Studie von Felder et al. vermutete man aufgrund einer gering erhöhten Anzahl Heterozygoter in der Kontrollgruppe bei gleichen Allelfrequenzen einen protektiven

Effekt dieses Genotyps in Bezug auf die Ausbildung von Neuralrohrdefekten während der Embryogenese.[104] In der Studie von Suzuki et al., welche die Assoziation von verschiedenen Formen der Lippenspalte mit humanen *BMP4*-Mutationen untersucht haben, zeigte sich ein grenzwertiger Unterschied der Allelfrequenzen des Patienten- bzw. Kontrollkollektivs.[105] In der Studie von Lubbe et al. zeigte sich keine Assoziation des beschriebenen Polymorphismus mit der Entwicklung des kolorektalen Karzinoms.[106] Bei Betrachtung der in der NCBI *The Single Nucleotide Polymorphism Database* aufgeführten Allelfrequenzen für den SNP mit der Referenznummer rs17563 zeigt sich, dass die Verteilung des T bzw. C Allels abhängig von der Herkunft der jeweiligen Bevölkerungsgruppe starken Schwankungen unterliegt. Die in dieser Arbeit ermittelten Allelfrequenzen (0,5565 C-Allel/0,4435 T-Allel) entsprechen dem in der Datenbank publizierten Allelfrequenzverteilungsmuster der europäisch/kaukasischen Bevölkerung.

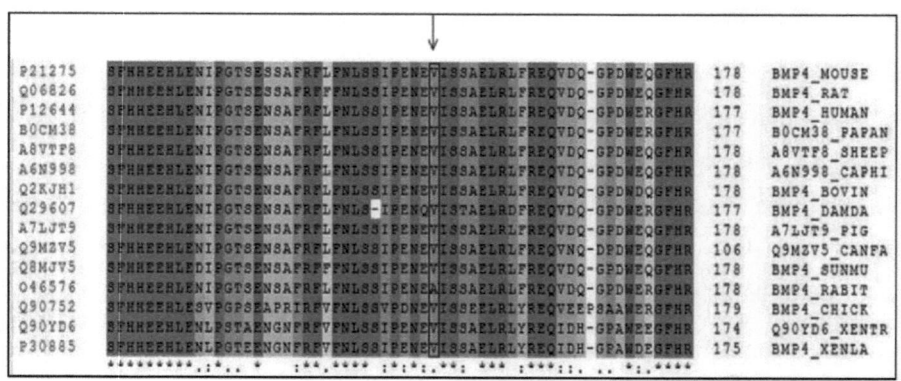

Abb. 35: Vergleich der BMP4-Proteinssequenzen verschiedener Vertebraten mit Markierung des detektierten SNP (Pfeil)

***BMP4*, Intron4, g.5071G>A / c.847+30G>A**

Hierbei handelt es sich um eine zu diesem Zeitpunkt noch unbekannte intronische Variante im *BMP4*-Gen. Dabei kommt es zum Austausch der Purinbase Guanin gegen Adenin an Position 847 +30 der cDNA. Stumme Polymorphismen, non-synonyme Mutationen, missense Mutationen sowie intronische Sequenzvariationen können bei Lokalisation in Spleißerkennungssequenzen den Spleiß-Prozess, welcher im Wesentlichen aus dem korrekten Entfernen der nicht kodierenden Sequenzen des primären Transkriptes sowie dem Zusammenfügen der Exons zur funktionsfähigen mRNA besteht, beeinflussen. Sogenannte Spleißmutationen können durch die Alteration dieses Prozesses wesentlichen Einfluss auf den Krankheitscharakter nehmen, indem sie den Verlauf und die Intensität der Erkrankung modifizieren.

Dabei gibt es sowohl intronische als auch exonische cis-Elemente welche für die korrekte Identifizierung der Spleißstelle wichtig und für die Regulierung des alternativen Spleißens besonders relevant sind. Diese Elemente können sowohl als Stimulatoren (Enhancer) als auch Repressoren (Silencer) des Spleißprozesses agieren. Sogenannte exonische Spleiß-Enhancer (ESE) dienen als Bindungsstellen für spezifische Serin/Arginin reiche Proteine (SR Proteine), welche als Bestandteil der Familie von strukturell verwandten und hochkonservierten Spleißingfaktoren 1-2 RNA Erkennungsmotive (RRM) und eine mit Arginin/Serin-Dipeptiden angereicherte carboxyterminale Domäne (RS Domäne) besitzen. Veränderungen in ESE's können zu Störungen des Spleißvorgangs in Form des sogenannten „Exon skipping" oder Generierung ektoper Spleißstellen oder Aktivierung kryptischer Spleißstellen führen.[107]

Spezielle Softwareprogramme, welche das Vorhandensein von Konsensussequenzen exonischer Spleiß-Enhancer anhand verschiedener Algorithmen überprüfen, erlauben lediglich eine orientierende Aussage über die mögliche Alteration des Spleißvorgangs durch humane genetische Sequenzvariationen.[107,108] Eine systematische Untersuchung der identifizierten exonischen und intronischen genetischen Varianten mittels einer solchen Web basierten Software fand im Rahmen dieser Arbeit nicht statt.

4.3 Pathogenetische Bedeutung des *NKX2.5*-Gens

NKX2.5 ist als evolutionär hochkonservierter Transkriptionsfaktor sowohl im ersten als auch zweiten Herzfeld exprimiert, den beiden Hauptzentren der kardialen Vorläuferzellen. Dieses ausgeprägte Expressionsprofil in den Vorläuferzellen ist ein indirekter Hinweis für die prägende Rolle von *NKX2.5* in der Hierarchie der transkriptionellen Regulatoren der Herzentwicklung insbesondere bei der Regulierung der Induktion und Proliferation des zweiten Herzfeldes sowie der Morphologie des Ausflusstraktes durch eine Smad1 abhängige negative Rückkopplungsschleife. Dieser kritische Regulierungsprozess ist ein mögliches molekulares Ziel hinsichtlich der Pathogenese von unterschiedlichen angeborenen Herzfehlern.[42,44,65]

Neuere Studien verdeutlichen die essentielle Bedeutung von *NKX2.5* insbesondere in Embryonalphasen, in denen die Entwicklung des Septum secundum stattfindet. So resultiert eine ab dem Embryonaltag E12.5 beginnende experimentelle Tamoxifen induzierte Ablation von *Nkx2.5* an Mausembryonen zu einem frühem embryonalen Tod gegen Embryonaltag E17.5. Bei der Analyse von mutierten Mausembryonen im Stadium des Embryonaltags E16.5 zeigten sich als klinisches Korrelat Arrhythmien, Kontraktionsdefekte sowie kardiale Malformationen u.a. atriale Septumdefekte mit Darstellung einer deutlichen Wachstumsretardation des Septum secundum. Erklärt wurden die funktionalen kardialen Defekte durch eine mögliche abnormale Expression von für die Reizleitung und Kontraktion kritischen Transkripten wie der kardialen voltage-gated Na(+) channel pore-forming alpha-Untereinheit (*Na(v)1.5-alpha*), dem gapjunction Protein Connexin 40, der kardialen leichten Myosin-Kette Kinase oder dem Sarkolipin.[109,110]

NKX2.5 spielt eine essentielle Rolle bei der transkriptionellen Regulation verschiedener Sets von kardial-spezifischen Genen einschließlich des Atrialen Natriuretischen Peptids [*ANP*], des B-Typ Natriuretischen Peptids [*BNP*], des kardialen Ankyrin-Repeat Proteins [*CARP*], des eHAND/HAND1, des *N-myc*, des Iroquois Homöobox Gens-4 [*Irx4*], des Homöodomänen-Only Proteins [*HOP*] oder des Myocardins, und beeinflusst wesentlich die kardiomyozytäre Homöostase sowie embryonale myokardiale Ausdifferenzierung.[46] So kommt es bei Deregulierung der Herzschlauchausweitung und der ventrikulären bzw. atrialen Zellzahl durch Defizienz dieses Transkriptionsfaktors zu einer abnormalen Elongation des Herzschlauchs mit einem atypisch kurzen und weiten ventrikulären Anteil bei reduzierter ventrikulärer Zellzahl sowie einem desorganisierten atrialen Anteil mit einem Überschuss an atrialen Kardiomyozyten.[65,111]

Mutationen im *NKX2.5*-Gen als kausaler Faktor für angeborene Herzfehler

In den vergangenen Jahren sind seit der ersten größeren Publikation von Schott et al. aus dem Jahre 1998[57] weltweit eine Vielzahl von Studien durchgeführt worden, um die kodierenden Bereiche des *NKX2.5*-Gens auf genetische Variationen bei erwachsenen und pädiatrischen Patienten mit unterschiedlichen angeborenen Herzfehlern zu untersuchen. Tabelle 19 gibt einen Überblick über die bekanntesten Studien mit Darstellung der Rahmendaten des untersuchten Patientenkollektivs sowie der Mutationsfrequenz. Nach aktuellem Kenntnisstand ist das in dieser Arbeit im Rahmen der Studie von Posch et al. untersuchte Kollektiv bestehend aus 170 unabhängigen und nicht verwandten Patienten mit sporadischem Ostium secundum Defekt im Rahmen eines klinisch klar definierten Rekrutierungsprotokolls das bisher größte derartige Kollektiv. Es ist zudem im Vergleich zu früheren Studien sehr homogen. In bisherigen Studien wurden zumeist Patienten mit verschiedenen Arten von angeborenen Herzfehlern sehr heterogener Frequenz sowie vorhandener bzw. fehlender positiver Familienanamnese untersucht. Aussagen betreffend die pathogenetische Relevanz einer identifizierten Mutation zu einem entsprechenden

Phänotyp waren bei fehlender funktioneller Untersuchung daher oft schwierig einzuordnen.

M-Pos Pat.	Pat. ges.	Frequenz (%)	Studie	Studienort	Phänotyp
7	35	20	Benson et al., 1999, F [58]	USA	ASD, VSD, diverse
6	150	4	Goldmuntz et al., 2001 [63]	USA	TOF
1	109	0,9	Ikeda et al., 2002 [112]	Japan	ASD
18	608	3	McElhinney et al., 2003 [59]	USA	ASD, diverse
2	146	1,4	Elliott et al., 2003 [61]	AUS, USA	ASD, diverse
0	227	0	Hobbs et al., 2005 [113]	USA	Diverse
3	16	18,8	Hirayama-Yamada et al. 2005, F [62]	Japan	ASD, VSD, diverse
3	29	10,3	Sarkozy et al., 2005, F [114]	Italien	ASD, VSD, diverse
1	72	1,4	Akcaboy et al., 2008 [115]	Türkei	Diverse
0	159	0	Hamanoue et al., 2009 [116]	Indonesien	ASD, diverse
0	230	0	Zhang et al., 2009a [101]	China	Diverse
0	62	0	Zhang et al., 2009b [117]	China	VSD, ASD, diverse
6	125	4,8	Esposito et al., 2009 [118]	Italien	AV-Leitungsstörungen
3	160	1,9	liu et al., 2009a [102]	China	VSD
1	180	0,6	liu et al., 2009b [119]	China	ASD
2	159	1,3	Gioli-Pereira et al., 2010 [120]	Brasilien	ASD, VSD, diverse
2	121	1,7	Stallmeyer et al., 2010 [64]	Deutschland	ASD, VSD, AVSD, diverse
1	135	0,7	Peng et al. 2010 [103]	China	VSD, ASD, diverse
3	58	5,2	Liu et al. 2011, F [121]	China	ASD
2	140	1,4	Wang et al. 2011a [122]	China	VSD, ASD, diverse
3	268	1,1	Wang et al. 2011b, F [123]	China	ASD, VSD, diverse
	3189	1,4 / 3,7 F	Total		

Tabelle 19: Frequenz genetischer Veränderungen im *NKX2.5* bei häufigen Herzfehlern; F: familienbasierte Studie, modifiziert nach [65], M-Pos Pat.: Mutation-positive Patienten, Frequenz (%): Anteil Mutation-positive Patienten in % bezogen auf Gesamtkollektiv, Phänotyp: ASD: Vorhofseptumdefekt, VSD: Ventrikelseptumdefekt, AVSD: atrioventrikulärer Septumdefekt, TOF: Fallot'sche Tetralogie, diverse: verschiedene angeborene Herzfehler

Bei den bis zum heutigen Zeitpunkt detektierten Keimbahnmutationen im *NKX2.5*-Gen handelt es sich in ca. 80% der Fälle um Substitutionen mit einem Anteil von mindestens 60% missense Mutationen.[65] Bezüglich der Lokalisation der Mutationen im *NKX2.5*-Gen zeigt sich ein weitläufiges Verteilungsmuster im Bereich der kodierenden Bereiche, wobei die Homöodomäne des *NKX2.5*, welche für die synergistische Interaktion mit anderen Transkriptionsfaktoren bedeutsam ist, einen Schwerpunkt bildet. Mutationen in dieser Region resultieren u.a. in einem Verlust bzw. einer Beeinträchtigung der DNA-Bindung, der Transaktivierungs-Aktivität sowie der Protein-Protein-Interaktionen insbesondere mit *GATA 4* und *TBX5*.

Mutationen im *NKX2.5*-Gen konnten sowohl in familiären als auch in sporadischen Patientenfällen nachgewiesen werden, wobei ca. 61% der Fälle einen familiären Hintergrund haben.[65] In dieser Arbeit wurde keine familienbasierte Analyse durchgeführt, was eine mögliche Erklärung für die fehlende Detektion pathogenetisch relevanter genetischer Varianten im *NKX2.5*-Gen sein kann. Damit widersprechen die in dieser Arbeit ermittelten Analyseergebnisse der Studie von McElhinney et al.[59], welche bei ihrer ASD-Probandenuntergruppe für das *NKX2.5* eine Mutationsfrequenz von 4% (3 von 72 Patienten) ermittelt haben. Elliott et al.[61] sowie Ikeda et al.[112] konnten in ihren Studien je 1 Mutation bei der Untersuchung von 102 bzw. 109 Patienten mit ASD jewils in einem Patienten mit positiver Familienanamnese identifizieren. Auch in den Studien von Liu et al.[119], Wang et al.[123] und Stallmeyer et al.[64] wurden Mutationen bei Patienten mit familiärem ASD gefunden, wogegen in der gleichen Studie von Liu et al. bei 168 Patienten mit sporadischem ASD sowie in den Studien von Gioli Pereira et al.[120] oder Hamanoue et al.[116] in der untersuchten ASD-Probandenuntergruppe keine pathogenetisch relevanten genetischen Varianten identifiziert werden konnten.

Trotz der Hypermutabilität von *NKX2.5* und dem pathogenetischen Potential von *NKX2.5*-Keimbahnmutationen gibt es keine klare Genotyp-Phänotyp-Korrelation von *NKX2.5*-Mutationen bei angeborenen Herzfehlern.[65] Die Detektionsfrequenz von *NKX2.5*-Mutationen in sporadischen Fällen von angeborenen Herzfehlern variierte in den größeren bisher durchgeführten Studien stark und beträgt im Durchschnitt 1,4%, wobei in mehreren Studien keine Mutationen gefunden werden konnten. Unter Einschluss von familienbasierten Untersuchungen liegt die Frequenz mit 3,7% etwas höher (Tabelle 19). Die einzelnen Studien sind aufgrund der heterogenen Zusammensetzung der untersuchten Patientenkollektive mit verschiedenen phänotypischen kardialen Malformationen, welche mit Mutationen im *NKX2.5* assoziiert sind, schwer miteinander vergleichbar.

Die Mehrzahl heterozygoter Mutationen im *NKX2.5*-Gen wurde bei ASD II-Patienten mit oder ohne konkomitante kardiale Malformationen detektiert. Patienten mit gleichem phänotypisch angeborenen Herzfehler zeigten verschiedene Mutationen im *NKX2.5*-Gen, genauso wie die gleichen Mutationen bei Patienten mit den Schweregrad betreffend verschiedenen phänotypischen angeborenen Herzfehlern sogar innerhalb von Familien nachgewiesen werden konnten.[58,59,63,65] Eine ähnliche phänotypische Heterogenität wurde auch in anderen Studien für andere Gene wie *GATA4* und *TBX5* beschrieben.[65] Die aktuelle Studienlage sowie die Ergebnisse dieser Arbeit unterstützen die These, dass Mutationen im *NKX2.5*-Gen bei Patienten mit sporadischem ASD II unabhängig vom ethnischen Ursprung ein seltenes Ereignis sind.

4.4 Pathogenetische Bedeutung des *BMP4*-Gens

Die Ergebnisse experimenteller Studien verdeutlichen das weitläufige zeitlich und örtliche definierte Expressionsmuster von *BMP4* und deren funktionelle Relevanz bei der Regulierung verschiedener embryonaler Entwicklungsschritte insbesondere der Organogenese des urogenitalen, muskuloskelettalen, kraniofaszialen sowie kardiovaskulären Systems.[67,69,75,77-83,86,124] Basierend auf den Ergebnissen dieser Untersuchungen wurden zur Aufklärung der pathogenetischen Bedeutung des *BMP4*-Gens eine Reihe von Assoziationsstudien u.a. an DNA-Material von Patienten mit Anomalien des urogenitalen Systems[125], Neuralrohrdefekten[104] und Lippenkiefergaumenspalten[105] durchgeführt. In den meisten Fällen handelte es sich bei den detektierten genetischen Varianten um Veränderungen ohne klinisch klar nachgewiesene funktionelle Relevanz.

In dieser Arbeit wurde weltweit erstmalig die Assoziation von kardialen Septumdefekten speziell des ASD II aus der Gruppe der angeborenen Herzfehler mit Mutationen im *BMP4*-Gen untersucht. Es wurde bereits tierexperimentell gezeigt, dass eine reduzierte Genexpression von *BMP4* sowohl zu einem partiellen als auch kompletten atrioventrikulären Septumdefekt führen kann.[86] In dieser Arbeit konnten keine pathogenetisch relevanten Mutationen im untersuchten Patientenkollektiv nachgewiesen werden. Aufgrund fehlender klinisch vergleichbarer Studien hinsichtlich des Einflusses von Mutationen im *BMP4*-Gen auf die phänotypische Ausprägung kardiovaskulärer Malformationen, lassen sich die Ergebnisse dieser Arbeit nur allgemein mit früheren Studien, welche die Frequenz genetischer Veränderungen im *BMP4*-Gen bei verschiedenen Erkrankungen untersucht haben, in Relation setzen. Insgesamt scheinen humane Mutationen in den kodierenden Regionen von *BMP4* sowohl in der europäischen als auch asiatischen Population ein seltenes Ereignis zu sein. Eine Übersicht über die bekanntesten bisher durchgeführten Studien mit Erfassung der relevantesten Studiendaten liefert Tabelle 20.

Studie	Design	Probanden	Erkrankung	Methode	detektierte gen. Varianten
He et al. 2011 [126]	Mutationsscreening	108	Nierenbeckenabgangsstenose	Sequenzierung	p.R162Q, p.Y389Y
Lubbe et al. 2011 [106]	Mutationsscreening	504F/524K	kolorektales Karzinom	Sequenzierung	p.E93G, p.S154F, p.T225A, p.R226W, p.R286X, p.R287H p.W325C, p.C373S, p.I381V **p.V152A**
Zhang et al. 2009 [127]	Mutationsscreening	32	Mikropthalmie/Kolobom	PCR RFLP/ HA-SSCP Sequenzierung	p.H251Y, p.S155S
Suzuki et al. 2009 [105]	Mutationsscreening	1085	Lippen/Kiefer/Gaumenspalte	Sequenzierung	**p.V152A**, p.S91C, p.R162Q p.R287H, p.A346V, p.R198X p.T102A, p.G168A
Bakrania et al. 2008 [128]	Mutationsscreening	215	okulare Malformationen Anopthalmie/Mikropthalmie	MLPA Sequenzierung	p.S76fs104X, p.E93G, c.370+28G/A, c.1217+88C/T c.371-24C/T, p.L26L, p.N115N, c.1-1025C/T
Weber et al. 2008 [125]	Mutationsscreening	250	renale Hypodysplasie Nieren/Harntraktabnormalitäten	Sequenzierung Expressionsstudie	p.S91C, p.T116S, p.N150K p.P80P, p.L271L
Chen et al. 2007 [129]	Mutationsscreening	90	Hypospadie	Sequenzierung	p.H207D, p.R223H, p.H251Y
Nakano et al. 2003 [130]	Mutationsscreening	7	Nieren/Harntraktabnormalitäten	Sequenzierung	keine gen. Varianten detektiert
Felder et al. 2002 [104]	Mutationsscreening	179	Spina bifida aperta Neuralrohrdefekte	PCR SSCP Sequenzierung	**p.V152A**, p.S91C, p.T225A, p.R226W, p.S367T
Xu And Shore 1998 [131]	Familienuntersuchung	5	Fibrodysplasie ossificans Progressiva	PCR SSCP Sequenzierung	c.1482 G>T, c.172 C>A, c.108C>T

Tabelle 20: Übersicht über die bekanntesten bisherigen Studien zur Untersuchung der Assoziation verschiedener Erkrankungen mit *BMP4*-Mutationen, Markierung des in dieser Arbeit ebenfalls identifizierten Polymorphismus **p.V152A**

Wirkungsmechanismus des *BMP4* und deren Rolle am Herzen

Das aus der großen Gruppe der TGF-Superfamilie stammende *BMP4* ist ein spezies-weit hochkonserviertes Signalmolekül. Alle BMPs durchlaufen im endoplasmatischen Retikulum einen für die Funktion des Proteins wichtigen Reifungsprozess. Die Bioaktivität von *BMP4* wird posttranslational auf der Ebene der proteolytischen Aktivierung reguliert. Die differentielle Spaltung von *Pro-BMP4* reguliert die Aktivität des reifen Liganden durch Weiterleitung seiner intrazellulären Transportvorgänge („Trafficking") zu degradatorischen oder sekretorischen Signalwegen. Die Spaltung von *Pro-BMP4* an der Konsensusstelle S1 im Trans-Golgi-Netzwerk (TGN) generiert einen nicht-kovalent assoziierten Ligand-Prodomänen Komplex, welcher schließlich zu einem post-TGN-Kompartiment transportiert wird, wo eine Spaltung an der zweiten Konsensusstelle (S2) stattfindet. Die Spaltung der S2-Stelle setzt den reifen *BMP4* von der Prodomäne ab und ist für die Proteinstabilität von entscheidender Bedeutung. Bleibt diese zweite proteolytische Spaltung innerhalb der Prodomäne aus, ist eine verstärkte lysosomale Degradation entweder direkt innerhalb des biosynthetischen Signalwegs oder via dem endozytotischen Signalweg gefolgt von Sekretion, Rezeptoraktivierung und Wiederaufnahme (Reuptake) die Folge. Letztendlich führt die geringere Verfügbarkeit von reifen Liganden zu einer reduzierten *BMP4*-Aktivität.[73]

Die gewebsspezifische Deletion der BMPs Bmpr1a/Alk3 oder ActRI/Alk2 in myokardialen, endokardialen oder Neuralrohr-Zellen hat gezeigt, dass BMPs für die Regulierung der Elongation und Septierung des Ausflusstraktes, der Entwicklung der AV- und Semilunarklappen, der epithelial mesenchymalen Transformation der Endokardzellen (welche die AV-Kissen bilden) und von späteren Stadien der Septierung auf Vorhof-, Ventrikel- und AV-Kanal-Ebene benötigt werden.[42,132] *BMP4* als myokardiales Signalmolekül wird in überlappenden und / oder angrenzenden Domänen während der kardialen Entwicklung exprimiert und wird unter Berücksichtigung der Interaktion mit anderen Transkriptionsfaktoren bzw. Signalmolekülen für viele dieser morphogenetischen Prozesse benötigt.[87] Innerhalb des sich entwickelnden Herzens wird *BMP4* insbesondere im Myokard des Ausflusstraktes, der atrioventrikulären Junktion, innerhalb des sinoatrialen Myokardiums, innerhalb des Endo- und Mesoderms der Pharyngealbögen und im Bereich des Einflusspols des Herzens exprimiert.[81,82,85,86] In dieser Arbeit erfolgte die Untersuchung des DNA-Materials von Patienten mit Ostium secundum Defekt (ASD II) unter der Vermutung pleiotroper Effekte von *BMP4* in Bezug auf die Morphogenese des kardialen Septumapparats insbesondere des atrialen Septums.

Das aus dem anterioren Herzfeld entstammende Myokardium ist eine essentielle Quelle von *BMP4*, welches die Septierung des Ausflusstraktes, die reguläre Expansion und die Umgestaltung („Remodeling") der Endokardkissen durch Migration und Proliferation der aus den transformierten mesenchymalen Zellen hervorgehenden extrazellulären Matrix in den AV-Kanal und Ausflusstrakt, das Überleben der kardialen neuralen crest Zellen (CNCs) und die Reifung der Semilunarklappen reguliert.[77,81,82,85,86] Unter Berücksichtigung des Expressionsmusters von *BMP4* und der Ergebnisse von tierexperimentellen Untersuchungen mit Darstellung von durch Inaktivierung der *Bmp4*-Funktion induzierten Defekten bzw. Anomalitäten im Bereich des atrioventrikulären Septums bzw. der AV-Kanal Morphogenese, des membranösen Anteils des interventrikulären Septums und des Septums des distalen Ausflusstraktes, lässt sich eine gewebs- und regionalspezifische Funktion in verschiedenen kardialen Septumregionen vermuten.[81,82,85,86,133]

Das ähnliche Expressionsmuster von *BMP2* und *BMP4* im Myokard des Ausflusstraktes bzw. AV-Kanals sowie die hohe Aminosäuresequenzidentität lassen zwar eine gemeinsame Funktion bei spezifischen Aspekten der Herzentwicklung erahnen, schließen aber nicht die Möglichkeit aus, dass beide Liganden eine funktionelle Redundanz betreffend denselben oder verschiedenen Prozessen aufweisen. So unterliegen kritische Aspekte der Herzentwicklung wie z.B. die Septierung des AV-Kanals bzw. die Fusion des interventrikulären Septums zu den Endokardkissen, die normale Bildung, die Proliferation und / oder das Überleben des atrialen Septum primum und der atrioventrikulären mesenchymalen Zellen, aber auch die morphologische Integrität der Trikuspidal- und Mitralklappe gemeinsamen Regulationsmechanismen durch *BMP2* und *BMP4*. Als pathologisches Korrelat bzw.

Resultat einer kombinierten verminderten Expression von *BMP2* und *BMP4* können AV-Kanal Defekte entstehen.[85,87,88] *BMP4* interagiert nicht nur in funktioneller Redundanz mit verschiedenen anderen Vertretern der BMP-Familie wie *BMP2* oder *BMP7*, sondern auch mit anderen Transkriptionsfaktoren, welche in eng verknüpften Netzwerken die molekularbiologischen Mechanismen der Kardiogenese regulieren.[134] Das komplexe Interaktionsmuster von *BMP4* mit anderen Signalmolekülen sowie die fehlende Detektion relevanter pathogenetischer Mutationen im in dieser Arbeit untersuchten Patientenkollektiv, machen eine monokausale Pathogenese des Ostium secundum Defekts aufgrund einer alterierten *BMP4*-Funktion eher unwahrscheinlich. Bei der BMP-spezifischen Regulation der septovalvulären Entwicklung erfolgt die Signaltransduktion über SMAD-, MAP3K7-, MAPK 1-, MAPK14 (p38)- oder PIK3-Moleküle. Die Aufklärung alternativer Signalwege und der spezifischen Interaktion mit anderen extrazellulären Stimuli zur Steuerung der kardialen Entwicklung sind Gegenstand kommender Studien.[78,82] Im Vergleich zu anderen Organsystemen sind die molekularen Mechanismen dieses gewebsübergreifend multifunktionalen Signalproteins in den verschiedenen Regionen des Herzens und die Auswirkungen von humanen Mutationen im *BMP4*-Gen bisher nur unzureichend aufgeklärt. Tiermodelle unterstützen die These, dass genetische Veränderungen im *BMP4*-Gen erst unter Einfluss synergistischer modifizierender Mechanismen zur Entstehung eines bestimmten Phänotyps führen.

4.5 Genetische Heterogenität des Ostium secundum Defekts

Mehrere Aspekte unterstützen die These einer multifaktoriellen Pathogenese von angeborenen Herzfehlern, welche aus Gen-Umwelt-Interaktionen mit wesentlicher Determinierung der Penetranz und Expressivität resultieren.[4,6,10-13] Die klinische und phänotypische Heterogenität innerhalb betroffener Individuen wurde bereits am Beispiel des *NKX2.5*-Gens beschrieben. Im Vergleich zum *NKX2.5*-Gen haben

Mutationen in Transkriptionsfaktoren wie z.B. *GATA4*, *TBX5* oder *TBX20* ein ähnliches phänotypisches Spektrum angeborener Herzfehler.[65] Auf molekularer und zellulärer Ebene ist die reguläre komplexe Interaktion einer Vielzahl von Kontrollentwicklungsgenen bzw. Transkriptionsfaktoren in einem zeitlich und räumlich festgelegten Expressionsmuster die Grundlage für die fehlerfrei ablaufende Herzentwicklung. Dabei lassen sich insbesondere im 2. Herzfeld verschiedene Signalwege differenzieren, welche bei fehlerhaftem Ablauf eine Deregulierung der Kardiogenese zur Folge haben können (Abb. 3a).

Insgesamt sind verschiedene Mechanismen bzw. multiple Gene, welche wesentliche embryologische Mechanismen in ihrem Ablaufmuster modifizieren können, für die Erklärung der Heterogenität unterschiedlicher kardialer Malformationen heranzuziehen. Die bekannten detektierten Mutationen in den unterschiedlichen untersuchten Kandidatengenen bzw. Transkriptionsfaktoren scheinen prognostische Signifikanzfaktoren für die Entwicklung des Ostium secundum Defekts zu sein, ohne Aussagen über deren klinischen Schweregrad zu erlauben.

Die inkomplette Penetranz des Ostium secundum Defekts sowie die Variabilität der Expressivität mit unterschiedlich stark ausgeprägter phänotypischer Manifestation wurden bereits am Beispiel des *NKX2.5*-Gens diskutiert. Basierend auf einem interindividuell variablen genetischen Hintergrund sind modifizierende Gene („Modifier Genes") neben epigenetischen Faktoren sowie stochastischen Effekten als wesentliche Einflussfaktoren als Erklärung für die variable phänotypische Ausprägung, den Beginn und Verlauf der Krankheit sowie Ausmaß und Lokalisation des Defektes heranzuziehen.[65,135] Abhängig vom genetischen Hintergrund können auf einem Allel von Modifier-Genen lokalisierte Polymorphismen in Anwesenheit von z.B. *NKX2.5*-Mutationen die Anfälligkeit von kardialen Entwicklungssignalwegen gegenüber Störfaktoren mit möglicher Konsequenz von kardialen Septumdefekten abpuffern bzw. unterdrücken oder die Manifestation des Defekts begünstigen. Ein protektives Allel eines Modifier-Locus kann direkt das Risiko für einen Defekt reduzieren oder die synergistische Interaktion zwischen Loci, welche das Risiko erhöhen, aufheben. Pufferungsprozesse treten nicht nur in Form von Kompensation eines normal funktionierenden zweiten Allels, sondern auch in Form eines die Restfunktion übernehmenden duplizierten Gen/Signalweg auf. Nichtsdestotrotz können diese modifizierenden Einflüsse oft den Krankheitsschweregrad, nicht jedoch die Entstehung der Erkrankung erklären.[65,135]

Ebenso scheinen Chromatin-modifizierende Faktoren, welche in die ATP-abhängige Chromatin-„Remodeling"-„Maschinerie" und in die Gruppe der Histon - modifizierenden Enzyme unterschieden werden, eine wichtige Rolle für den Zugang des transkriptionellen Netzwerks zu genregulierenden Elementen und damit für die Regulierung der normalen Herzentwicklung zu spielen. So führt die Ausschaltung von *Smarcd3,* welche für Baf60c, einer Untereinheit des Brg1-assoziierten-Faktors (BAF) Chromatin „Remodeling"-Komplexes, kodiert, zu schweren, heterogenen kardialen Malformationen mit hypoplastischem Vorhof/Ventrikel, einer abnormalen Ausflusstraktmorphologie und einer beeinträchtigten trabekulären Ausrichtung.[65,136-138]

Der Einfluss von stillen bzw. synonymous Mutationen und dbSNPs auf die Proteinexpression und -funktion sind weitere mögliche Faktoren für die reduzierte Penetranz von Mutationen in sporadischen Fällen von angeborenen Herzfehlern und in Einzelfällen möglicherweise als Risikofaktoren zu werten.[65,135,139] Diese Autoren propagieren, dass die genetische Architektur von sporadisch auftretenden angeborenen Herzfehlern die Akkumulation von seltenen non-synonymous Varianten in kardialen Entwicklungsgenen miteinschließt, welche dann zu einem Überladungsprozess („mutational loading") der kardialen Entwicklungsnetzwerke, zu Copy-Number-Variations (CNV) in kardialen Entwicklungsgenen und häufigen, die genetischen Pufferungssignalwege beeinflussenden Varianten führen.[65]

Ein weiterer wichtiger Mechanismus mit dem Potential, multiple synchrone Mutationen in einem oder mehreren für den Erhalt der genetischen Stabilität verantwortlichen Genen zu generieren, wird mit dem Begriff "transiente Hypermutabilität" beschrieben. Dieses Phänomen entsteht durch Deregulierung der Expression bzw. Konformationsänderung der für die Replikation verantwortlichen DNA-Polymerase oder von einem anderen Protein, welches an dem Erhalt der

Replikationsgenauigkeit beteiligt ist.[65,140]

Die Gruppe von Reamon Buettner hat in den letzten Jahren u.a. den Einfluss somatischer Mutationen, welche auf der Grundlage von Umwelteinflüssen und epigenetischer Instabilität entstehen können, in kardial-spezifischen Transkriptionsfaktorgenen wie *NKX2.5* oder *HAND* als einen weiteren möglichen potenten krankheitsverursachenden Faktor für angeborene Herzfehler genauer untersucht.[141] Zusätzlich gibt es Hinweise, dass die die bereits für humane Kardiomyopathien akzeptierte Pathogenität von Mutationen in Sarkomergenen auch bei der Ätiologie des Ostium secundum Defektes eine Rolle spielt. So konnten in vereinzelten Studien Mutationen in Sarkomergenen bei Patienten mit Ostium secundum Defekt mit oder ohne konkomitante linksventrikuläre non compaction Hypertrophie bzw. hypertrophe Kardiomyopathie detektiert werden.[47] Die pathogenetischen Mechanismen, welche letztlich die Ausbildung des Phänotyps des Ostium secundum Defekts bzw. generell kardialer Septumdefekte steuern, konnten bis zum heutigen Tag nicht identifiziert werden, sodass trotz bekannter genetischer Ursachen weitere Studien notwendig sein werden.

4.6 Methodische Aspekte / Fragestellungen

4.6.1 Polymerasekettenreaktion (PCR)

Zur Etablierung stabiler und reproduzierbarer PCR-Bedingungen wurden sämtliche untersuchte Fragmente im Hinblick auf unterschiedliche Reaktionskriterien optimiert. Für einige Basiskriterien wie die PCR-Zyklenanzahl, die eingesetzte DNA-Menge, das Primerverhältnis sowie die $MgCl_2$-Konzentration konnte ein allgemeines Grundschema mit hoher Effizienz und Reproduzierbarkeit der PCR-Reaktion erarbeitet werden. Die Annealingtemperatur wurde abhängig von den Eigenschaften der eingesetzten Primer individuell festgelegt. Einige Fragmente bedurften der individuellen Optimierung einzelner Reaktionsparameter, um das Auftreten unspezifischer Nebenbanden zu reduzieren. Insgesamt wurden für das Mutationsscreening in den kodierenden Bereichen der Gene *NKX2.5* und *BMP4* 3850 PCR-Reaktionen und für den Vergleich der einzelnen Mutationsdetektions-Methoden anhand der Analyse eines spezifisch gewählten DNA-Fragments im *Faktor V*-Gen 216 PCR-Reaktionen durchgeführt.

4.6.2 Quantitative Real Time PCR (qRT-PCR)

In dieser Arbeit wurde die qRT-PCR zur absoluten Quantifizierung von genomischer- und Plasmid-DNA eingesetzt. Durch die Messung von Fluoreszenzsignalen, welche im Rahmen des Amplifikationsprozesses durch die Degradation von FRET-Sonden entstehen, kann unter Verwendung von Verdünnungskurven die Menge der eingesetzten Template-DNA berechnet werden. Die eingesetzte DNA-Menge wurde vor den qRT-PCR Analysen anhand ihres UV-Absorptionsspektrums quantifiziert. Durch die Aufnahme des gesamten Spektrums konnte neben der Konzentration insbesondere die Qualität der DNA beurteilt werden. Mit entscheidend für die Validität der Methode sind neben einer genauen UV-spektrophotometrischen Quantifizierung stabile und effiziente PCR-Reaktionen. Im Rahmen der vor den Analysen durchgeführten PCR-Optimierung konnten stabile und reproduzierbare PCR-Reaktionen etabliert werden. Aufgrund der hohen Variationskoeffizienten von Einzelbestimmungen wurden Mehrfachbestimmungen mit 5 bzw. 3 Reaktions- ansätzen je Probe durchgeführt.

Die qRT-PCR Methode zur Quantifizierung von DNA erlaubt anhand der Kinetik der Reaktion und insbesondere der Amplifikationseffizienzen eine Einschätzung der Sensitivität. Nichtsdestotrotz ist die qRT-PCR ein sehr sensibles und störanfälliges Verfahren. So hat die Effizenz der Reaktion Einfluss auf die Entstehung von unspezifischen Nebenprodukten, welche den Amplifikationsverlauf bzw. die Produktausbeute modifizieren können. Die Genauigkeit der Methode wird durch mehrere Faktoren wie den logarithmischen Amplifikationsverlauf sowie die Festlegung des Schwellenwertes („Threshold") mit messtechnischer Beeinflussung der CP-Werte, technische Fehler wie schwankende oder verunreinigte Templatemengen, gerätebedingte Temperaturschwankungen, reaktionsbedingte unspezifische Fluoreszenzanstiege z.B. verursacht durch Primer-Dimere, eine schwankende Mg-Konzentration im Reaktionsansatz oder auch auswertungstechnische Fehler z.B. bedingt durch hohes Hintergrundsignalrauschen wesentlich beeinflusst.[95]

Der Optimierungsgrad der PCR-Reaktion hat wesentlichen Einfluss auf die Effizienz. In dieser Arbeit diente genomische DNA als Referenzstandard für die zu quantifizierende Probe. Durch entsprechende Verdünnungen und den Vergleich der jeweiligen Amplifikationsprofile konnten beide DNA-Konzentrationen aufeinander angepasst werden. Bei dieser Methode ist allerdings zu berücksichtigen, dass aufgrund der fehlenden Detektion interner Störungen der Amplifikationseffizienz der entsprechenden Probe nur semiquantitative Aussagen erhalten werden können.

4.6.3 Mutationsscreening *NKX2.5*- und *BMP4*-Gen mittels SSCP

Die SSCP-Analyse wurde in dieser Arbeit als indirekte Detektionsmethode zum Screening auf genetische Varianten in den Genen *NKX2.5* und *BMP4* angewendet. Die dabei benutzten SSCP-Gelsysteme wurden zuvor im Rahmen der Dissertationen von Herrn Dr. Hajo Schmidt und Herrn Dr. Bernard Hoffmann im Hinblick auf eine sensitive Detektion von Mutationen in allen kodierenden Exons des Gens der schweren Kette des β-Myosins (*β-MHC*) sowie des *Troponin-C-* und *Troponin-I -*Gens optimiert. In dieser Arbeit wurden im Bereich des *NKX2.5*- und *BMP4*-Gens 170 Patienten und 180 Kontrollen in allen kodierenden Abschnitten untersucht. Nach Durchführung von 15400 Einzel-SSCP-Analysen auf ca. 320 Gelen konnte unter den beschriebenen Gel- und Elektrophoresebedingungen die Zahl der zu sequenzierenden Proben auf ca. 0,8 % (31 auffällige PCR-Reaktionen, wobei Polymorphismen nur einmal gezählt wurden) reduziert werden. Jedes PCR-Amplifikat wurde parallel mit 4 verschiedenen SSCP-Gelsystemen analysiert. Je nach untersuchter DNA-Sequenz des jeweiligen Gens zeigte sich unabhängig von der Länge des Fragments eine unterschiedlich hohe Auflösung der auffälligen Probe im Gel, sodass davon auszugehen ist, dass der Auflösungsgrad wesentlich durch die gewählten Analysebedingungen und die Gelzusammensetzung beeinflusst wird.

Neben den in Tabelle 14 zusammengefassten durch Sequenzierung bestätigten genetischen Varianten in den Genen *NKX2.5* und *BMP4*, zeigte sich ein hoher Anteil von reproduzierbar falsch-positiven Ergebnissen in der SSCP-Analyse. In ca. 87 % der Fälle zeigte sich in der Sequenzierung eine mit dem Wildtyp identische DNA - Sequenz. Der Einfluss verschiedener Faktoren auf die Sensitivität der SSCP-Methode wird im Abschnitt 4.6.5 diskutiert. Über Gründe für die hier auffällige geringe Spezifität der SSCP-Methode bietet die Studienlage nur wenig Erklärungsversuche. Eine mögliche Erklärung ist die Ausbildung mehr als einer stabilen temperaturspezifischen Konformation im ausgewählten Sequenzabschnitt, welche abhängig von der DNA- und Salzkonzentration in einer Variation der Signalstärken zwischen verschiedenen Proben resultiert. Alle 170 genomischen DNA-Proben wurden im Bereich des gewählten Fragments 3 im Bereich des Exon 2 des *NKX2.5*-Gens neben der SSCP auch mittels Direktsequenzierung analysiert, um die gewählten SSCP - Bedingungen im Hinblick auf deren Sensitivität und Spezifität einschätzen zu können (Daten nicht gezeigt). Keine der analysierten DNA-Proben zeigte im betreffenden Sequenzabschnitt ein vom Wildtyp abweichendes Elektropherogramm. Dieses Ergebnis weist darauf hin, dass trotz geringer Spezifität (viele falsch-positive Ergebnisse in der SSCP) die Sensitivität der SSCP-Methode möglicherweise recht hoch ist. Eine sichere Aussage hinsichtlich der Sensitivität ist aber aufgrund dieses Experiments nicht möglich. Daher wurde in einem groß angelegten Experiment die Sensitivität der Methode mit 72 gezielt hergestellten Mutationen sehr genau ermittelt (s. Abschnitt 4.6.4).

4.6.4 Wertung der SSCP-Ergebnisse des Methodenvergleichs

Die 72 bearbeiteten Plasmid-Mutanten wurden mit allen vier SSCP-Gelsystemen zur Ermittlung der Sensitivität der Methode analysiert, die auch für das Mutationsscreening in den Genen *NKX2.5* und *BMP4* eingesetzt wurde. Im Anschluss an diesen Abschnitt sind basierend auf den ermittelten Ergebnissen (Tabelle 18) in Tabelle 21 alle durch SSCP-Analyse, DHPLC-Analyse und Direktsequenzierung detektierten Mutationen sowie die ermittelte Sensitivität der jeweiligen Methode zusammengefasst. Dabei zeigt sich bei der Auswertung der ermittelten Ergebnisse, dass insgesamt 65 von 72 Mutationen mittels der SSCP-Analyse detektiert werden konnte. Dies entspricht einer Sensitivität von 90,3%. Allerdings konnten mit keinem der vier Gelsysteme allein die insgesamt 65 detektierten Mutationen nachgewiesen werden. Abhängig vom biochemischen Charakter der jeweiligen Mutation scheinen unterschiedliche SSCP-Bedingungen notwendig, um die entsprechende Mutation nachweisen zu können.

Beim Vergleich der einzelnen eingesetzten Gelsysteme erreicht das SSCP-Gelsystem 3 mit 79,2% die höchste Sensitivität aller Gelsysteme. Die Sensitivität von SSCP - Gelsystem 2 mit 65,3%, SSCP-Gelsystem 4 mit 59,7% und SSCP-Gelsystem 5 mit 69,4% ist im Vergleich mit SSCP-Gelsystem 3 etwas geringer einzuschätzen. Hinsichtlich der visuellen Auflösung der jeweiligen Mutationen in den Gelen sind ebenfalls deutliche Unterschiede feststellbar: So waren 30 der 47 im SSCP - Gelsystem 2 detektierten Mutationen, 28 der 43 im SSCP-Gelsystem 4 detektierten Mutationen und 25 der 50 im SSCP-Gelsystem 5 detektierten Mutationen bei der manuellen Auswertung visuell als „kaum sichtbar" zu bewerten. Im Hinblick auf dieses Kriterium war das SSCP-Gelsystem 3 mit einem Anteil von 68,4% bzw. 19,3% im SSCP-Gel visuell als „gut"/ „sehr gut sichtbar" beurteilten Mutationen den anderen Gelsystemen überlegen.

Die Anwendung von vier verschiedenen SSCP-Gelsystemen und die Auswertung der SSCP-Gelsysteme mit Festlegung von drei Einstufungskriterien („kaum sichtbar", „gut sichtbar", „sehr gut" sichtbar) führt in dieser Versuchsanordnung zu optimierten

Ergebnissen, da unter realistischen Anwender- bzw. Auswertungsbedingungen in der Praxis schlechtere Resultate zu erwarten sind. Insbesondere bei den in dieser Arbeit im SSCP-Gelsystem als kaum sichtbar eingestuften Mutationen ist zu erwarten, dass diese in der praktischen Routineanwendung leicht übersehen werden können.

Insgesamt lässt sich feststellen, dass zum Mutationsscreening von Kandidatengenen die Anwendung mehrerer SSCP-Gelsysteme mit entsprechend gelabhängig individuellen Parametern unter Berücksichtigung externer Einflussfaktoren unabdingbar erscheint, um eine möglichst hohe Sensitivität der Methode zu garantieren. Desweiteren ist eine sehr differenzierte visuelle Auswertung notwendig, um geringfügig vom Wildtyp abweichende Bandenmuster nicht zu übersehen.

SSCP Analyse Sensitivität absolut 90,3% insgesamt 65 von 72 Mutationen detektiert				DHPLC Analyse Sensitivität absolut 98,6% insgesamt 71 von 72 Mutationen detektiert				Sequenzierung Sensitivität absolut 100% insgesamt 72 von 72 Mutationen detektiert	
GS 2 65,3%	GS 3 79,2%	GS 4 59,7%	GS 5 69,4%	55,8°C 23,6%	56,8°C 73,6%	57,8°C 81,9%	58,8°C 86,1%	F-Sequenz. eindeutig detektiert	R-Sequenz. eindeutig detektiert
c.1730A>C	c.1730A>C	c.1730A>G	c.1730A>C	c.1730A>C	c.1730A>C	c.1730A>C	c.1730A>C	c.1730A>C	c.1730A>C
c.1730A>T	c.1730A>G	c.1730A>T	c.1730A>G	c.1730A>T	c.1730A>G	c.1730A>T	c.1730A>G	c.1730A>G	c.1730A>G
c.1731T>C	c.1730A>T	c.1731T>C	c.1731T>C	c.1731T>C	c.1730A>T	c.1730A>T	c.1730A>T	c.1730A>T	c.1730A>T
c.1732C>A	c.1731T>C	c.1731T>G	c.1731T>G	c.1732C>A	c.1731T>A	c.1731T>C	c.1731T>C	c.1731T>C	c.1731T>C
c.1732C>G	c.1731T>G	c.1732C>A	c.1732C>T	c.1732C>G	c.1731T>G	c.1731T>G	c.1731T>G	c.1731T>G	c.1731T>G
c.1732C>T	c.1732C>A	c.1732C>T	c.1733C>A	c.1733C>A	c.1731T>G	c.1732C>A	c.1732C>A	c.1732C>A	c.1732C>A
c.1733C>A	c.1732C>G	c.1733C>A	c.1733C>T	c.1734C>A	c.1732C>T	c.1732C>G	c.1732C>G	c.1732C>G	c.1732C>G
c.1733C>T	c.1732C>T	c.1734C>G	c.1734C>G	c.1735T>A	c.1733C>A	c.1732C>T	c.1732C>T	c.1732C>T	c.1732C>T
c.1734C>G	c.1733C>A	c.1734C>T	c.1734C>T	c.1736G>C	c.1733C>G	c.1733C>G	c.1733C>G	c.1733C>A	c.1733C>A
c.1734C>T	c.1733C>G	c.1735T>A	c.1735T>A	c.1737G>C	c.1733C>T	c.1733C>T	c.1733C>T	c.1733C>G	c.1733C>G
c.1735T>A	c.1733C>T	c.1735T>C	c.1735T>C	c.1739C>G	c.1734C>A	c.1734C>A	c.1734C>A	c.1733C>T	c.1733C>T
c.1735T>C	c.1734C>G	c.1735T>G	c.1735T>G	c.1742G>A	c.1734C>T	c.1734C>G	c.1734C>G	c.1734C>A	c.1734C>A
c.1735T>G	c.1734C>T	c.1736G>A	c.1736G>A	c.1742G>C	c.1735T>A	c.1734C>T	c.1734C>T	c.1734C>G	c.1734C>G
c.1736G>C	c.1735T>A	c.1736G>C	c.1736G>C	c.1745A>C	c.1735T>C	c.1735T>A	c.1735T>A	c.1734C>T	c.1734C>T
c.1736G>T	c.1735T>C	c.1737G>T	c.1737G>A	c.1748A>T	c.1735T>G	c.1735T>C	c.1735T>C	c.1735T>A	c.1735T>A
c.1737G>A	c.1734C>G	c.1737G>T	c.1737G>T	c.1751A>G	c.1736G>A	c.1735T>G	c.1735T>G	c.1735T>C	c.1735T>C
c.1737G>T	c.1736G>A	c.1738A>T	c.1738A>C	c.1754G>C	c.1736G>C	c.1736G>A	c.1736G>A	c.1735T>G	c.1735T>G
c.1738A>T	c.1736G>C	c.1739C>A	c.1738A>G		c.1736G>T	c.1736G>C	c.1736G>C	c.1736G>A	c.1736G>A
c.1739C>A	c.1736G>T	c.1739C>G	c.1738A>T		c.1737G>A	c.1736G>T	c.1736G>T	c.1736G>C	c.1736G>C
c.1739C>G	c.1737G>A	c.1740A>T	c.1738A>T		c.1737G>C	c.1737G>A	c.1737G>A	c.1736G>T	c.1736G>T
c.1739C>T	c.1737G>T	c.1741G>T	c.1739C>A		c.1737G>T	c.1737G>C	c.1737G>C	c.1737G>A	c.1737G>A
c.1740A>C	c.1738A>C	c.1742G>A	c.1739C>T		c.1738A>T	c.1737G>T	c.1737G>T	c.1737G>C	c.1737G>C
c.1740A>G	c.1738A>G	c.1742G>C	c.1740A>C		c.1739C>G	c.1738A>C	c.1738A>C	c.1737G>T	c.1737G>T
c.1740A>T	c.1738A>T	c.1743C>T	c.1740A>G		c.1740A>T	c.1738A>G	c.1738A>G	c.1738A>T	c.1738A>T
c.1740A>T	c.1739C>A	c.1744C>A	c.1741G>C		c.1741G>C	c.1738A>T	c.1738A>T	c.1739C>A	c.1738A>C
c.1741G>C	c.1744C>T	c.1744C>T	c.1741G>T						

c.1742G>C	c.1740A>C	c.1745A>C	c.1742G>C	c.1741G>T	c.1739C>G	c.1739C>A	c.1739C>G	c.1738A>G
c.1743C>T	c.1740A>G	c.1745A>G	c.1742G>T	c.1742G>A	c.1739C>T	c.1739C>G	c.1739C>T	c.1738A>T
c.1744G>A	c.1740A>T	c.1745A>T	c.1743C>T	c.1742G>C	c.1740A>C	c.1739C>T	c.1740A>C	c.1739C>A
c.1744G>C	c.1741G>A	c.1746G>T	c.1744G>A	c.1742G>T	c.1740A>G	c.1740A>C	c.1740A>T	c.1739C>G
c.1745A>C	c.1741G>C	c.1747G>A	c.1744G>C	c.1743C>T	c.1740A>T	c.1740A>G	c.1741G>A	c.1739C>T
c.1745A>G	c.1741G>T	c.1748A>C	c.1744G>T	c.1744G>C	c.1741G>C	c.1740A>T	c.1741G>C	c.1740A>C
c.1746G>A	c.1742G>A	c.1748A>G	c.1745A>T	c.1744G>T	c.1741G>T	c.1741G>A	c.1741G>T	c.1740A>G
c.1746G>T	c.1742G>C	c.1748A>T	c.1746G>A	c.1745A>C	c.1742G>A	c.1741G>C	c.1742G>A	c.1740A>T
c.1747G>A	c.1742G>T	c.1749A>G	c.1746G>T	c.1746G>A	c.1742G>C	c.1741G>T	c.1742G>C	c.1741G>A
c.1748A>C	c.1743C>T	c.1749A>T	c.1747G>A	c.1746G>T	c.1742G>T	c.1742G>A	c.1742G>T	c.1741G>C
c.1748A>G	c.1744G>A	c.1750T>A	c.1748A>C	c.1747G>A	c.1743C>T	c.1742G>C	c.1743C>T	c.1741G>T
c.1748A>T	c.1744G>C	c.1750T>C	c.1748A>G	c.1747G>C	c.1744G>C	c.1742G>T	c.1743C>G	c.1742G>A
c.1749A>C	c.1744G>T	c.1751A>C	c.1748A>T	c.1748A>C	c.1744G>T	c.1743C>T	c.1743C>T	c.1742G>C
c.1749A>G	c.1745A>G	c.1751A>G	c.1749A>G	c.1748A>G	c.1745A>C	c.1743C>G	c.1744G>A	c.1742G>T
c.1750T>A	c.1745A>T	c.1751A>T	c.1749A>T	c.1748A>T	c.1746G>A	c.1743C>T	c.1744G>C	c.1743C>T
c.1750T>C	c.1746G>A	c.1753A>G	c.1750T>A	c.1749A>C	c.1746G>T	c.1744G>C	c.1744G>T	c.1743C>G
c.1751A>C	c.1747G>A	c.1753A>T	c.1750T>C	c.1749A>G	c.1747G>A	c.1744G>T	c.1745A>C	c.1743C>T
c.1751A>G	c.1748A>C	c.1754G>A	c.1750T>G	c.1749A>T	c.1747G>C	c.1745A>G	c.1745A>G	c.1744G>A
c.1751A>T	c.1748A>G		c.1751A>T	c.1750T>A	c.1748A>C	c.1745A>T	c.1745A>T	c.1744G>C
c.1752C>G	c.1749A>C		c.1752C>A	c.1750T>C	c.1748A>G	c.1746G>T	c.1746G>A	c.1744G>T
c.1753A>G	c.1749A>G		c.1752C>G	c.1750T>G	c.1749A>C	c.1747G>A	c.1746G>T	c.1745A>C
c.1753A>T	c.1749A>T		c.1753A>C	c.1751A>C	c.1749A>G	c.1747G>C	c.1747G>A	c.1745A>G
	c.1750T>A		c.1753A>G	c.1751A>G	c.1749A>T	c.1748A>C	c.1747G>C	c.1745A>T
	c.1750T>C		c.1753A>T	c.1751A>T	c.1750T>A	c.1748A>G	c.1748A>C	c.1746G>A
	c.1750T>G		c.1754G>A	c.1752C>A	c.1750T>C	c.1749A>G	c.1748A>G	c.1746G>T
	c.1751A>T			c.1752C>G	c.1750T>G	c.1749A>T	c.1748A>T	c.1747G>A
	c.1752C>A			c.1753A>G	c.1751A>C	c.1750T>A	c.1749A>C	c.1747G>C
	c.1752C>G			c.1754G>C	c.1751A>T	c.1750T>C	c.1749A>G	c.1748A>C
	c.1753A>C				c.1752C>A	c.1751A>C	c.1749A>T	c.1748A>G
	c.1753A>G				c.1752C>G	c.1752C>A	c.1750T>A	c.1748A>T
	c.1753A>T				c.1753A>G	c.1752C>G	c.1750T>C	c.1749A>C

			c.1749A>G c.1749A>T c.1750T>A c.1750T>C c.1750T>G c.1751A>C c.1751A>G c.1751A>T c.1752C>A c.1752C>G c.1752C>T c.1753A>C c.1753A>G c.1753A>T c.1754G>A c.1754G>C
		c.1750T>G c.1751A>C c.1751A>G c.1751A>T c.1752C>A c.1752C>G c.1752C>T c.1753A>C c.1753A>G c.1753A>T c.1754G>A c.1754G>C	
	c.1752C>T c.1753A>C c.1753A>G c.1753A>T c.1754G>A c.1754G>C		
c.1753A>T c.1754G>A c.1754G>C			
c.1754G>A			

Tabelle 21: Übersicht über die Sensitivität von SSCP-Analyse, DHPLC-Analyse und DNA-Direktsequenzierung mit Zusammenfassung aller methodenabhängig detektierten Mutationen

4.6.5 Sensitivität der SSCP-Methode

Das Prinzip der SSCP-Methode basiert auf der sequenzspezifischen Ausbildung von Sekundär- und Tertiärstrukturen beim schnellen Abkühlen von DNA-Einzelsträngen, die zuvor durch eine Hitzebehandlung aus DNA-Duplices hergestellt wurden. Der Nachweis einer durch eine genetische Variation bedingten räumlichen Strukturveränderung des DNA-Stranges im SSCP-Gel durch visuelle Erfassung eines von der Wildtyp-DNA abweichenden Mobilitätsverhaltens ist von verschiedenen Faktoren abhängig. Die Auswertung der SSCP-Gele erfolgte visuell nach Durchführung des in Tabelle 8 beschriebenen Arbeitsschemas. Die Sensitivität des für diese Arbeit gewählten gelbasierten SSCP-Verfahrens ist primär abhängig von der sequenzspezifischen Optimierung und Berücksichtigung potentiell modifizierender Einflussfaktoren (Abb.36).

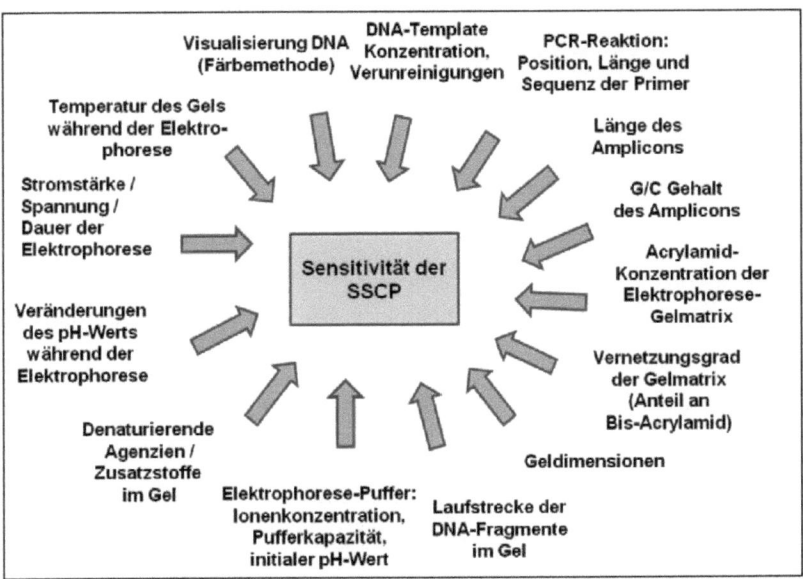

Abb. 36: Übersicht über die Sensitivität-modifizierenden Einflussfaktoren der SSCP

Alle für das Mutationsscreening der beiden Gene *NKX2.5* und *BMP4* designten Primerpaare orientierten sich an den Empfehlungen einer für die SSCP-Analysen optimalen DNA-Fragmentlänge zwischen 150-300 bp.[142-146] Lediglich ein analysiertes DNA-Fragment im *BMP4*-Gen (Primerpaar BMPF4/BMPR4) lag mit einer Länge von 302 bp geringfügig außerhalb dieses Bereichs. Der Mittelwert der gewählten DNA-Fragmente im *NKX2.5* lag rein rechnerisch bei 250 bp und im *BMP4* bei 261 bp. Der gewählte Sequenzabschnitt im *Faktor V*-Gen lag mit einer Länge von 253 bp ebenfalls in einem für die SSCP-Analysen optimalem Bereich. Für die Analyse von Fragmenten mit eine Länge von über 300 bp wurde zur Erhöhung der Sensitivität eine Modifikation der Reaktionsbedingungen, wie z.B. die Reduktion des pH-Wertes im Puffersystem vorgeschlagen.[147,148] So wird die Sensitivität der SSCP-Methode bei Analysen von DNA- Fragmenten > 300 bp durch Zusatz von Glycerol bei der Herstellung eines SSCP-Gelsystems bedingt durch die Reaktion dieses Agenz mit den Borat Ionen des TBE-Puffers und den dadurch erreichten pH-reduzierenden Effekt auf bis zu 88% gesteigert.[147,148]

Weitere für die Methode wichtige Parameter sind die gewählte Acrylamidkonzentration mit dem entsprechenden Vernetzungsgrad.[92,93,149] In dieser Arbeit wurden unter Berücksichtigung der einzelnen Gelbestandteile 12%ige SSCP-Gele mit teils unterschiedlichem Vernetzungsgrad verwendet. Um eine möglichst optimale Mutationsdetektion in der SSCP-Analyse zu erreichen, wurden mehrere Gelsysteme bei verschiedenen Elektrophoresebedingungen im Rahmen der Doktorarbeit von Herrn Dr. Hajo Schmidt getestet. Als Test dienten bereits bekannte Mutationen aus einigen Exons des *β-MHC* Gens. Dabei zeigte sich eine sehr starke Abhängigkeit der Detektionsrate von der gewählten Temperatur, der Verwendung von Zusatzstoffen und dem Gelvernetzungsgrad. Schließlich wurde sich bei der Auswahl der Gele daran orientiert, dass jede Mutation in mindestens einem Gelsystem nachweisbar war. Zusatzstoffe wie Harnstoff und Polyethylenglykol beeinflussen den DNA-Denaturierungsgrad während der Elektrophorese bzw. optimieren die Gelmatrix und erhöhen so die Sensitivität des Verfahrens.[93,142-152] Das Gelsystem $T_{30}C_2$ + Harnstoff + PEG zeigte die höchste Detektionsrate und wurde deshalb bei 2 verschiedenen

Temperaturen verwendet.

Unter Berücksichtigung der stark temperaturabhängigen räumlichen Konformation eines DNA-Einzelstranges wurden für die SSCP-Analysen sowohl Temperaturen im unteren (5°C) als auch im höheren Bereich (15°C) gewählt, um die durch einen Basenaustausch induzierte Konformationsänderung entsprechend ihren individuellen Eigenschaften eindeutig im SSCP-Gelsystem zu detektieren.[93,148,152] Hierzu ist während den Analysen außerdem ein konstanter Temperaturverlauf im System erforderlich, da Temperaturschwankungen durch Modifikation der räumlichen Konformation einzelsträngiger DNA-Moleküle nachweislich die Auflösungsqualität und Eigenschaften des Bandenmusters beeinflussen.[93] So hat die temperaturabhängige Wanderungsgeschwindigkeit im SSCP-Gel wesentlichen Einfluss auf den Abstand der unterschiedlichen Banden, welcher für die Unterscheidung zwischen einem normalen und einem durch einen Basenaustausch bedingt verändertem Bandenprofil auswertungstechnisch eine hohe Bedeutung hat. Führt man die SSCP-Analyse bei nur einer Temperatur durch, besteht die Gefahr, dass genetische Variationen durch eine zu hohe bzw. zu niedrige Analysetemperatur übersehen werden. Für ein konstantes Puffermilieu waren in 5xTBE Puffer getränkte Pufferstreifen aus Whatman Papier verantwortlich, die als Kontaktträger unter die Elektroden des Horizontal-Gelelektrophoresesystems gelegt wurden. Neben der Variation verschiedener Gelkomponenten und Visualisierungsverfahren kann die Behandlung der ursprünglichen PCR-Produkte mit Natrium Bisulfit, welches durch chemische Konversion von Cytosin zu Uracil die Entstehung zweier nicht komplementärer Einzelstränge mit Reduktion der Wahrscheinlichkeit einer Interferenz durch Hybridisierung zwischen den Strängen unterstützt, zur Steigerung des Auflösungsgrades der einzelnen Banden im SSCP-Gel beitragen.[153]

Insgesamt ist festzuhalten, dass durch Variation verschiedener Parameter wie dem Acrylamidmischungsverhältnis, dem entsprechenden Vernetzungsgrad, der Analysetemperatur, der Laufzeit und der Anwendung von Zusatzstoffen ein breites Spektrum unterschiedlicher Analysevoraussetzungen abgedeckt werden, um so das Risiko, eine genetische Variation nicht eindeutig im SSCP-Gelsystem zu detektieren, zu minimieren. Zusammenfassend ist die gelbasierte SSCP-Methode unter der Voraussetzung eines vor den eigentlichen Analysen durchzuführenden sequenzspezifischen Optimierungsprozesses eine Methode mit einer guten Reproduzierbarkeit und Sensitivität bezüglich der Detektionsrate genetischer Variationen.

4.6.6 Wertung der DHPLC-Ergebnisse des Methodenvergleichs

Im Rahmen dieser Arbeit hat sich die DHPLC-Methode als schnelle, auswertungstechnisch sichere Screeningmethode erwiesen. Durch die Analyse bei verschiedenen Temperaturen konnte auch bei einem temperaturspezifisch gering vom Wildtyp abweichenden Elutionsprofil eine eindeutige Detektion der genetischen Variante ermöglicht werden. Durch regelmäßige Eichung des Systems, Spülung der Chromatographiesäule sowie Kalibrierung der Ofentemperatur konnte das Risiko von messtechnischen Fehlern mit Auftreten von falsch-positiven oder falsch-negativen Ergebnissen reduziert werden.

Das in dieser Arbeit selektierte Analysetemperaturspektrum zum Erreichen optimaler Trennergebnisse während der DHPLC basiert auf dem von der Software ermittelten sequenzspezifischen Schmelzdomänenprofil, welches wesentlich durch den G/C-Gehalt des zu analysierenden DNA-Fragments beeinflusst wird, in einem Bereich zwischen 55,8°C und 59,8 °C. In diesem Temperaturbereich wurden insgesamt 4 Analysebedingungen etabliert. Der biochemische Charakter der genetischen Variante beeinflusst die temperaturspezifische Detektionsrate im Elutionsprofil. So waren einige Punktmutationen nur bei einer spezifischen Analysetemperatur oder minimaler Abweichung in dem ohnehin schon eng gewählten Temperaturbereich detektierbar. Andere wiederum waren basierend auf ihrem biochemischen Charakter bei mehreren und teilweise sogar bei allen Analysetemperaturen nachweisbar. Insgesamt konnten von 72 Sequenzvarianten 71 mittels des etablierten DHPLC-Verfahrens (Sensitivität = 98,6%) identifiziert werden (Tabelle 21). Durch Auswertung der Analysen mittels der entsprechenden Software konnten auch geringgradige Abweichungen vom

Wildtypprofil eindeutig identifiziert werden.

Insgesamt fällt auf, dass für das in dieser Arbeit untersuchte DNA-Fragment zur Detektion möglichst vieler Mutationen höhere Analysetemperaturen gewählt werden mussten, welches sich bei der Betrachtung der Sensitivitäten der einzelnen ausgewählten DHPLC-Bedingungen niederschlägt (Sensitivität bei Temperatur von 55,8°C = 23,6%, Sensitivität bei Temperatur von 58,8°C = 86,1%). Der Anteil von im Chromatogramm als „kaum sichtbar" beurteilten Mutationen war in höher gewählten Temperaturbereichen deutlich geringer (24 von 54 insgesamt detektierten Mutationen bei 56,8°C, 14 von 59 insgesamt detektierten Mutationen bei 57,8°C, 12 von 62 insgesamt detektierten Mutationen bei 58,8°C). Auch in diesem Fall sind die Ergebnisse durch Etablierung vier verschiedener DHPLC-Bedingungen und die differenzierte Auswertung der Elutionsprofile unter optimierten Bedingungen zu werten, da in der Praxis oft ein bis zwei Analysetemperaturen auch in größeren Temperaturabständen gewählt werden und damit rein theoretisch Mutationen in zwischenliegenden nicht analysierten Temperaturbereichen übersehen werden können.

Von einigen Autoren wurde ein sogenanntes „*genotyping by DHPLC*" propagiert, welches auf dem Prinzip von mutationsspezifischen Elutionsprofilen beruht und damit eine nach dem indirekten Screening durch die DHPLC-Methode durchzuführende Sequenzierung auffälliger Proben überflüssig macht.[154,155] In dieser Arbeit zeigten sich bei unterschiedlichen Proben bzw. genetischen Varianten sehr ähnliche temperaturspezifische Elutionsprofile (Daten nicht gezeigt). Ein klares mutationsspezifisches Elutionsprofilschema konnte aber bei Vergleich der einzelnen Proben nicht abgeleitet werden, auch wenn einige Sequenzvarianten ein sehr individuelles temperaturspezifisches Elutionsprofil aufweisen. Die in dieser Arbeit erhaltenen Ergebnisse widersprechen damit der von den zitierten Autoren propagierten Konzepts des „genotyping by DHPLC". Aufgrund des hohen Ähnlichkeitsgrades der Elutionsprofile einzelner Sequenzvariationen sowie der Tatsache, dass die DHPLC-Methode nur zur Detektion von Einzelbasenaustauschen sowie kleineren Deletionen bzw. Insertionen fähig ist, ist eine anschließend durchzuführende

Sequenzierung zur exakten Bestimmung der Art und Position der genetischen Variante erforderlich.

Durch ihren halbautomatischen Experimentieransatz erlaubt die Methode ähnlich wie die Sequenzierung einen hohen Durchsatz bei geringem Zeitaufwand. Die Variabilität bei der Heteroduplex-Detektion wird durch die Variabilität der Heteroduplex-Stabilität, den Grad der umgebenden Denaturierung sowie den biochemischen Charakter der Mutation einschließlich der Lokalisation in niedrig- oder hochschmelzenden Domänen erklärt. Der Erfolg der DHPLC-Methode bei der Mutationsanalyse ist u.a. abhängig von der Qualität der PCR-Produkte. Einige Autoren empfehlen die Durchführung einer Touchdown-PCR mit Einsatz der Pfu-Polymerase zur Vermeidung von fehlgeprimten Produkten (Touchdown) und PCR-induzierten Mutationen (Pfu) sowie zur Verringerung der Fehlerrate.[156] Eine großer Vorteil der DHPLC-Methode ist die Flexibilität hinsichtlich der Fragmentgröße sowie das Fehlen von nach der PCR durchzuführenden Manipulationen der Produkte bei abgesehen von den Anschaffungskosten für das DHPLC-System niedrigen Laufkosten pro Probe.[157] Der Einsatz des von Transgenomic für die PCR-Reaktion empfohlenen aber im Vergleich zur Taq-Polymerase kostenintensiveren Enzyms „proof reading"-Polymerase zur Reduktion der Fehlerquote während der Amplifikation war in dieser Arbeit nicht notwendig.

Die Sensitivität der DHPLC-Methode ist ähnlich wie bei der SSCP-Methode, abgesehen von den nicht beeinflussbaren individuellen physikochemischen Eigenschaften des zu untersuchenden DNA-Fragments, von der vorher durchzuführenden Optimierung der Reaktionsbedingungen insbesondere der Auswahl der Analysetemperatur abhängig. Die sequenzabhängige Adaptation der Analysetemperatur bzw. Berücksichtigung des gesamten Schmelzdomänenspektrums eines zu untersuchenden DNA-Fragments hat wesentlichen Einfluss auf die Detektionsfähigkeit genetischer Varianten anhand der Auswertung der jeweiligen Elutionsprofile.

4.6.7 Vergleich der beiden Screeningmethoden SSCP und DHPLC

Beide Methoden sind indirekte, etablierte Screeningverfahren für Sequenzvariationen in Kandidatengenen bei der Untersuchung derer Assoziation mit unterschiedlichen Krankheitsbildern, und erlauben daher keine Aussage über die Position sowie den biochemischen Charakter der genetischen Variante. Die DHPLC-Methode erlaubt im Unterschied zur SSCP-Methode die Analyse von DNA-Fragmenten bis zu einer Länge von 1,5 kb, ohne an Sensitivität einzubüßen.[96-98] Die bei Vergleich der einzelnen Studien doch sehr heterogenen methodischen Analyseparameter machen suffiziente, vergleichbare Aussagen betreffend die Sensitivität insbesondere der SSCP-Methode sehr schwierig. Die große Variation der Sensitivität der SSCP-Methode in einzelnen Studien, welche zwischen 69% und 94% variierte, kann durch die Unterschiede in der Methodik sowie einzelner Analyseparameter, den unterschiedlichen Erfahrungsgrad mit der angewendeten Technik und die unterschiedliche Herangehensweise bei der Bestimmung der Sensitivität und Spezifität erklärt werden.[158-164] In dieser Versuchsanordnung erwies sich die DHPLC-Methode mit einer Sensitivität von 98,6% gegenüber der SSCP-Methode mit einer Sensitivität von 90,3% überlegen. Damit liegt die Sensitivität der DHPLC-Methode in dieser Arbeit in dem Bereich von früheren Studien, welche zwischen 95% und 100% variierte. Neben Methoden-spezifischen Charakteristika ist die Sensitivität allerdings insbesondere auch abhängig von der Homogenität des zu untersuchenden Krankheitsbildes. Die Spezifität der beiden Methoden, welche ein wichtiges Kriterium zur Einschätzung einer Testmethode (bei Mutationsscreening-Verfahren insbesondere zur Einschätzung der ökonomischen Effizienz) darstellt, kann durch die durchgeführten Analysen nicht suffizient eingeschätzt werden und ist eine Fragestellung für zukünftige Arbeiten. Angesichts der aktuellen Studienlage und der geringen Spezifität der SSCP-Methode beim Mutationsscreening der Gene *NKX2.5* und *BMP4* (siehe Abschnitt 4.6.3) ist aber davon auszugehen, dass die DHPLC-Methode der SSCP-Methode neben der Sensitivität auch hinsichtlich der Spezifität überlegen ist.

Nachteile des ausgewählten gelbasierten SSCP-Verfahrens sind der aufwändige apparative Aufwand, der Einsatz toxischer Agenzien wie Acrylamid oder Formaldehyd, die Abhängigkeit von der Erfahrung des Anwenders und das zeitintensive, in mehreren Schritten ablaufende eigentliche Analyseverfahren mit Herstellung der SSCP-Gelsysteme, Durchführung von Elektrophorese, Visualisierung der untersuchten DNA mittels Silberfärbung sowie Durchführung des Konservierungsprozesses der SSCP-Gele. Modifikationen der gelbasierten SSCP-Analyse wie z.B. die Fluoreszenz-SSCP (F-SSCP) oder die automatisierte fluoreszenzgestützte Multikapillar-Elektrophorese-SSCP (CE-SSCP) haben zur Verbesserung des Hochdurchsatzes, des Auflösungsgrads und der Auswertung des Bandenmusters, der Reproduzierbarkeit sowie der Sensitivität beigetragen. So sind auf dieser Grundlage Untersuchungen zur SNP-Typisierung oder Schätzung von Allelfrequenzen möglich, aber die Ergebnisse angesichts der bestehenden Limitationen der Methode kritisch zu hinterfragen.[165]

Im Vergleich zur SSCP-Methode ist die DHPLC-Methode, abgesehen von den höheren Investitionskosten, durch den halbautomatisierten Ansatz wesentlich einfacher und zeitsparender. Neben technischen Störfaktoren wie einer schwankenden Ofentemperatur während der DHPLC-Analyse, sind vorbereitungs-technische Schwächen wie eine unzureichende Etablierung der sequenzspezifischen Analysebedingungen bzw. die unzureichende Kalibrierung des DHPLC-Systems eine potentielle Fehlerquelle bei der Auswertung der erhaltenen Daten. Falsch-positive Resultate können durch unreine Primer, welche für die PCR-Amplifikation verwendet werden, und auch die Qualität der eingesetzten DNA-Polymerase verursacht werden.

Auch in Zeiten der sich etablierenden Next Generation Sequencing (NGS)-Technologie sind SSCP- und DHPLC-Methode kosteneffiziente Varianten zur Untersuchung insbesondere bei der Untersuchung großer Genabschnitte im Rahmen von Mutationsanalyseprojekten, da sie den technischen und finanziellen Aufwand durch Filterung auffälliger DNA-Proben für die anschließende Sequenzierung deutlich vermindern. Abhängig vom verwendeten DHPLC-System und davon wie viel Analysetemperaturen gewählt werden, kann die DHPLC-Methode im Vergleich zur Direktsequenzierung einen deutlichen Zeit- und Kostenvorteil aufweisen.[166,167] Insgesamt wird unter Berücksichtigung des aufwendigeren Optimierungsprozesses der verschiedenen genannten SSCP-Parameter, des zeitintensiven SSCP-Analyseprozesses sowie der in dieser Arbeit erhaltenen Ergebnisse die halbautomatische DHPLC-Methode der gelbasierten SSCP-Methode vorgezogen, da sie dieser sowohl hinsichtlich der Sensitivität als auch des technisches „Handlings" überlegen ist.

4.6.8 Beurteilung der Sequenzierungsmethode in dieser Arbeit

Die Sequenzierung hat sich als hochsensitive, präzise und reproduzierbare Methode zur Bestimmung der Lokalisation und Art einer potentiellen genetischen Variante erwiesen. Nach entsprechender Vorbereitung des zu analysierenden Probenmaterials nach dem in Tabelle 11 beschriebenen Schema erfolgten die eigentliche Analyse im Sequenzierungsautomaten und die anschließende Auswertung des Elektropherogramms mittels geeigneter Softwareprogramme. Dabei war es möglich, durch Vergleich der bioinformatischen Daten von analysierten DNA-Proben mit der Wildtyp-DNA genetische Varianten in den untersuchten Genen zu identifizieren.

Bei der Durchführung des Mutationsscreenings in den Genen *NKX2.5* und *BMP4* konnten in der SSCP-Analyse auffällig gelaufene Proben eindeutig durch Sequenzierung charakterisiert bzw. als falsch-positiv gewertet werden. Durch Entwicklung zunehmend kostengünstigerer Sequenzierungstechnologien wird dieses Verfahren immer mehr zum Standard zur Detektion von Sequenzvarianten in potentiellen krankheitsverursachenden Genen. Vor der Entscheidung, welches Verfahren zum Screening auf potentielle genetische Variationen in Kandidatengenen angewandt werden soll, sind Kenntnisse betreffend der Struktur des zu untersuchenden Gens unabdingbar. Berücksichtigt man hinsichtlich des Größenverhältnis die Länge der exonischen Bereiche sowie das deutliche Übergewicht intronischer Bereiche, ist die Direktsequenzierung von Kandidatengenen zum

Screening auf genetische Variationen auch aufgrund der sequenzierungstechnologisch spezifischen Leseweite nur bedingt als effizientes Verfahren zu bewerten. Das in dieser Arbeit angewendete ABI 3100 Genetic Analyser Fluoreszenz-Sequenziersystem besitzt eine Leseweite von ca. 600bp. Angesichts der limitierten Leseweite sowie der noch nicht zu vernachlässigenden Kosten des Sequenzierungsverfahrens sind sensitive indirekte Screeningverfahren wie die in dieser Arbeit angewandte kostengünstige gelbasierte SSCP-Methode oder sich durch Hochdurchsatz auszeichnende DHPLC-Methode als sinnvoll einzuschätzen, da sie in kurzer Zeit Aufschlüsse über potentiell sich vom Wildtyp unterscheidende Sequenzabschnitte geben, welche schließlich mittels Sequenzierung eindeutig charakterisiert werden können.

Im 2. Abschnitt dieser Arbeit wurden alle 72 gezielt hergestellten Mutationen mittels Direktsequenzierung untersucht. Aufgrund der durch Sequenzierung erhaltbaren großen Datenmenge spielen neben der Qualität des PCR-Produkts bzw. des Sequenzierungsansatzes, die Erfahrung des Untersuchers sowie potentielle sequenzierungsspezifische Störfaktoren bei der Interpretation der Elektropherogramme insbesondere bei heterozygoten Krankheitsträgern eine wichtige Rolle. Um potentielle Störfaktoren bei der Sequenzierung wie u.a. experimentell bedingte Artefakte, Ausbildung von sequenzspezifischen Sekundärstrukturen z.B. in Regionen GC-reicher Sequenzen mit Beeinflussung der elektrophoretischen Auftrennung der entsprechenden Fragmente sowie andere nicht zu beeinflussende Artefakte zu berücksichtigen, wurden in jeder Versuchsanordnung die Sequenzierungen in 3'- sowie 5'-Richtung durchgeführt. Somit war es möglich erhaltene unklare Ergebnisse, welche bei der Reaktion in einer Richtung aufgetreten sind, durch Vergleich der Sequenzierungsergebnisse am Gegenstrang zu evaluieren und entsprechend zu werten. Letztendlich konnten alle 72 Punktmutationen durch Direktsequenzierung nachgewiesen werden. Die Ergebnisse dieser Arbeit führen zu der Schlussfolgerung, dass bei der Direktsequenzierung zur Gewährleistung der größtmöglichen Sensitivität der Methode Analysen in beiden Richtungen durchgeführt werden müssen, um erhaltene Ergebnisse an einem Strang verifizieren bzw. falsch-positive oder falsch-negative Resultate relativieren zu können.

Im Vergleich zur DHPLC-Methode demonstrieren frühere Studien, dass die Sanger-Sequenzierung der DHPLC-Analyse bei speziellen Fragestellungen unterlegen sein kann. So gelingt der DHPLC z.B. beim Nachweis von Mosaik-Mutationen bereits geringere Allelanteile ab bereits 3-5 % zu detektieren, während mittels Sanger-Sequenzierung in verschiedenen Studien erst ab einem Allelanteil zwischen 10 -15 % ein Nachweis möglich war.[168, 169]

4.7 AUSBLICK

In den letzten Jahren hat sich die Next-Generation-Sequencing (NGS)-Technologie zur Aufklärung der komplizierten Mechanismen interagierender Moleküle, organisiert in zellulären Netzwerken der Signaltransduktion, Genregulation und des Metabolismus, etabliert, da sie eine hohe Miniaturisierung und Parallelität mit großem Datendurchsatz bei der Analyse von Nukleinsäuren erlaubt. Die Kombination des NGS mit Target Enrichment-Techniken erlaubt durch Identifizierung und Charakterisierung von Varianten an spezifischen Genorten Assoziationsanalysen hinsichtlich komplexer Syndrome oder Phänotypen. Eine flächenhafte Anwendung ist aufgrund von unterschiedlichen ökonomischen Ressourcen sowie eines noch im Aufbau befindlichen Etablierungsprozesses noch nicht möglich. Am Beispiel der im Max Planck Institut eingesetzten NGS-Technologien werden das bioinformatische Potential sowie die vielfältigen Einsatzgebiete dieser Methode deutlich (Abb. 37) [170,171]

	GS FLX Roche/454	GA IIx Illumina	SOLiD V3 AB
Sequenzierungsprinzip	Pyrosequencing	Sequencing-by-Synthesis	Sequencing-by-Ligation
Verwertbare Reads pro Lauf (high quality mapable reads)	1 bis 1.5 Mio	bis zu 270 Mio. (Paired End Lauf, 2 x 101 Basen)	bis zu 320 Mio. (Mate Pair-Lauf, 2 x 50 Basen)
Leselänge	> 400 Basen	26, 36, 51, 76, 101 Basen	25, 35, 50 Basen
Verwertbare Sequenzinformation	400 bis 620 MB (Titanium)	bis zu 27 GB (Paired End-Lauf, 2 x 101 Basen)	bis zu 32 GB (Mate Pair-Lauf, 2 x 50 Basen)
Laufzeit	10 h	9 d	10 d
Durchsatz pro Tag	1.2 GB	3 GB	3.2 GB
Amplifikationsschritt	emPCR	Bridge Amplification	emPCR
Träger	PicoTiter-Platte	Flowcell	Slides (x2)
Mögliche Kompartimente	2, 4, 8, 16	8	1, 4, 8
Größe der Rohdaten	40 Gigabyte	4,4 Terabyte	7,2 Terabyte
Hauptanwendungen: Resequenzierung	ja	ja	ja
De novo-Sequenzierung	ja	eingeschränkt	eingeschränkt
Metagenom-Analysen	ja	nein	nein
Transkriptom-Analysen	ja	ja	ja
microRNA Seq	ja	ja	ja
ChipSeq	eingeschränkt	ja	ja
MeDip Seq	eingeschränkt	ja	ja
Amplicon Seq	ja	eingeschränkt	nein

Abb. 37: Spezifikationen und Anwendungen der Next-Generation-Sequencing-Technologien (NGS) am MPI-MG im Gerätevergleich [170]

Durch Etablierung immer neuerer robuster, exakter und technisch fortgeschrittener NGS-Systeme, welche sich durch hohe Automatisierung, vereinfachte und standardisierte Arbeitsabläufe, Verbesserungen der Chemikalien, ökonomische Effizienz und hochentwickelte Datenauswertung auszeichnen, wird es zunehmend möglich, immer mehr Sequenzdaten in immer kürzerer Zeit zu erhalten und durch die Menge erhaltbarer bioinformatischer Informationen Assoziationen zwischen Genen, etwa einem Transkriptionsfaktor und seinen Zielgenen, herzustellen, die als Ausgangspunkt für eine mathematische Modellierung des Krankheitsprozesses dienen.[170,171] Die Anwendung der NGS-Technologie zur Untersuchung der Assoziation von Mutationen in Kandidatengenen wird den diagnostischen Ablauf ökonomisch und zeitlich effizienter gestalten und damit das Spektrum therapeutischer Optionen wesentlich beeinflussen.

5 ZUSAMMENFASSUNG

Der Ostium secundum Defekt (ASD II) gehört zu den häufigsten angeborenen Herzfehlern beim Menschen. Genetische Faktoren scheinen hinsichtlich der Pathogenese struktureller Defekte im Bereich des kardialen Septumapparats eine wesentliche Rolle zu spielen. In dieser Arbeit wurde an einem ausgewählten Patientenkollektiv die Assoziation des ASD II mit Mutationen im Transkriptionsfaktor *NKX2.5* und Bone-Morphogenetic-Protein 4 (*BMP4*) untersucht. In früheren Studien konnten bereits mehrere pathogenetisch relevante Mutationen im *NKX2.5*-Gen bei Patienten mit isoliertem ASD II bzw. ASD II mit konkomitanten angeborenen Herzfehlern nachgewiesen werden. *BMP4* gilt als wichtiger Regulator kritischer Ereignisse der kardialen Morphogenese, welche indirekt die Differenzierung des kardialen Septumapparats wesentlich beeinflussen. Bisher wurden keine Mutationen im *BMP4*-Gen bei Patienten mit kongenitalen Herzfehlern durch frühere Studien beschrieben. Die Analysen von 170 im Deutschen Herzzentrum Berlin und in der Franz Volhard Klinik Berlin-Buch gesammelten DNA-Proben von Probanden mit ASD II sowie von 180 Kontrollproben wurden mittels PCR-SSCP und Direktfluoreszenzsequenzierung durchgeführt. Insgesamt konnten keine neuen pathogenetisch relevanten krankheitsassoziierten Mutationen im *NKX2.5*- und *BMP4*-Gen identifiziert werden. Im Exon 1 des *NKX2.5*-Gens wurden im gesamten untersuchten Patientenkollektiv ein bekannter und ein unbekannter Single-Nucleotide-Polymorphism (SNP) ohne Auswirkung auf die Aminosäuresequenz im betreffenden Sequenzabschnitt gefunden. Ein im Exon 5 des *BMP4*-Gens detektierter SNP wurde im Hinblick auf seine pathogenetische Bedeutung mittels RFLP-Analyse genauer analysiert. Zusätzlich wurden weitere Einflussfaktoren hinsichtlich der molekularen Pathogenese des ASD II nach dem derzeitigen Stand der Literatur diskutiert.

Die Sensitivität der für das Mutationsscreening angewendeten SSCP-Analyse wurde im zweiten Teil dieser Arbeit experimentell mit der DHPLC-Methode und der als Goldstandard geltenden Direktsequenzierungs-Methode anhand von 72 durch gerichtete Mutagenese erzeugten Varianten eines Abschnitts des humanen *Faktor V*-Gens verglichen. Die DNA-Konzentration der jeweiligen Plasmid-Probe wurde hierzu vor den eigentlichen Analysen zur Schaffung eines im Vergleich zu genomischer DNA äquimolaren Massenverhältnisses unter Anwendung der qRT-PCR entsprechend modifiziert. In dieser Arbeit erwies sich die DHPLC-Methode hinsichtlich der Sensitivität, des technischen Aufwands und des experimentellen Handlings der SSCP-Methode überlegen. In der Diskussion wurden neben der Auswertung der durch Direktsequenzierung erhaltenen Ergebnisse aus perspektivischer Sicht die Möglichkeiten der Next-Generation-Sequencing (NGS)-Technologie erörtert.

6 Abkürzungsverzeichnis

100 bp 100 Basenpaar DNA-Leiter

1.HF 1.Herzfeld

2.HF 2. Herzfeld

A Adenin

A / Ala Alanin

ad. auffüllen auf

ACN Acetonitril

ADP Adenosindiphosphat

ANP Atriales Natriuretisches Peptid

AO Aorta

APS Ammoniumperoxodisulfat

Arg Arginin

ARMS Amplification-refractory-mutation-system

AS Aminosäure

AS Atrium

ASA Allele-specific-amplification

ASD Vorhofseptumdefekt

ASD II Ostium secundum Defekt

ASO Allele-specific-oligonucleotide

Asn Asparagin

Asp Asparaginsäure

ATP Adenosintriphosphat

AVSD atrioventrikulärer Septumdefekt

bp Basenpaare

BNP Brain Natriuretisches Peptid

C Cytosin

CE-SSCP Kapillar-Elektrophorese-SSCP

CCM Chemical-cleavage-of-mismatch

CDI Carbodiimide-modification
CFLP Cleavage-fragment-length-polymorphism
CNV Copy-Number-Variations
CoA Coarctation der Aorta
CTP Cytidintriphosphat
Cys Cystein
ddF Dideoxy-fingerprinting
dest. Destilliert
DGGE Denaturierende-Gel-Gradienten-Elektrophorese
DHPLC Denaturierende Hochdruckflüssigkeitschromatographie
DNA Desoxyribonukleinsäure
EDTA Ethylendiamintetraessigsäure
EK Endokardkissen
EMC Enzyme-mismatch-cleavage
ESI-MS Elektrospray-Ionisation-Massenspektrometrie
F Vorwärtsprimer
FHF 1.Herzfeld
F-SSCP Fluoreszenz-SSCP
G Guanin
Gln Glutamin
Glu Glutaminsäure
Gly Glycin
H / His Histidin
HA/HET Heteroduplex-Analyse
HRMA High-resolution-melting-analysis
Ile Isoleucin
LA linker Vorhof
Leu Leucin
LV linker Ventrikel
LVEDP linksventrikulärer enddiastolischer Druck

Lys Lysin

M Mutation

MALDI-TOF Matrix-assisted-laser-desorption/ionization-time-of-flight Massenspektrometrie

Met Methionin

MRD Mismatch-repair-detection

mRNA messenger Ribonukleinsäure

MV Mitralklappe

NP Nebenprodukt

OT Ausflusstrakt

P Polymorphismus

P / Pro Prolin

PA Pulmonalarterie

PAPVR Fehlmündung eines Teils der Lungenvenen

PC Proprotein Konvertase

PCR Polymerase Kettenreaktion

PDA Persistierender Ductus arteriosus

PEG Polyethylenglykol

pH potentia hydrogenii

Phe Phenylalanin

pmRFLP Primer-mediated-restriction-fragment-polymorphism-analysis

PTT Protein-truncation-test

R Rückwärtsprimer

RA rechter Vorhof

RFLP Restriktionsfragment-Längenpolymorphismen

Robo Robocycler

rpm rounds per minute

qRT-PCR quantitative Real time PCR

RV rechter Ventrikel

S / Ser Serin

SAP Shrimp alkaline phosphatase

SHF 2.Herzfeld

SNP Single nucleotide polymorphism

SSCP Single-strand-conformation-polymorphism

SV Sinus venosus

SVC Vena cava superior

T Thymin

Taq Thermus aquaticus

TBE Tris-Borat-EDTA

TEAA Triethylammonium Acetate

TGF Transforming Growth Factor

TGGE Temperatur-Gradienten-Gelelektrophorese

TGN Trans Golgi Netzwerk

Thr Threonin

TOF Fallot'sche Tetralogie

TTP Thymidintriphosphat

Tyr Tyrosin

TV Trikuspidalklappe

U Unit

Uno UNO-Thermoblock

VSD Ventrikelseptumdefekt

Wt Wildtyp

7 Literaturverzeichnis

1. Hoffman JI, Kaplan S, Liberthson RR. Prevalence of congenital heart disease. Am Heart J. 2004 Mar;147(3):425-39
2. Marelli AJ, Mackie AS, Ionescu-Ittu R, Rahme E, Pilote L. Congenital heart disease in the general population: changing prevalence and age distribution. Circulation. 2007 Jan 16;115(2):163-72.
3. Engelfriet P, Boersma E, Oechslin E et al. The spectrum of adult congenital heart disease in Europe: morbidity and mortality in a 5 year follow-up period The Euro Heart Survey on adult congenital heart disease. Eur Heart J 2005 Nov;26(21):2325-33.
4. Pierpont ME, Basson CT, Benson DW et al. Genetic Basis for Congenital Heart Defects: Current Knowledge: A Scientific Statement From the American Heart Association Congenital Cardiac Defects Committee, Council on Cardiovascular Disease in the Young: Endorsed by the American Academy of Pediatrics Circulation. 2007 Jun 12;115(23):3015-38.
5. Schumacher G, Hess J, Bühlmeyer K. Klinische Kinderkardiologie 4. Auflage, Diagnostik und Therapie der angeborenen Herzfehler. Springer. 2008.
6. Bruneau BG. The developmental genetics of congenital heart disease. Nature. 2008 Feb 21;451(7181):943-8.
7. Caputo S, Capozzi G, Russo MG et al. Familial recurrence of congenital heart disease in patients with ostium secundum atrial septal defect. Eur Heart J. 2005 Oct;26(20):2179-84.
8. Gittenberger-de Groot AC, Bartelings MM, Deruiter MC, Poelmann RE. Basics of cardiac development fort the understanding of congenital heart malformations. Pediatr Res. 2005 Feb;57(2):169-76.
9. Moorman AF, Christoffels VM. Cardiac chamber formation: development; genes, and evolution. Physiol Rev. 2003 Oct;83(4):1223-67.
10. Webb G, Gatzoulis MA. Atrial septal defects in the adult: recent progress and overview. Circulation. 2006 Oct 10;114(15):1645-53.

11. Gruber PJ, Epstein JA. Development gone awry: congenital heart disease. Circ Res. 2004 Feb 20;94(3):273-83.
12. Ferencz C, Loffredo CA, Correa-Villasenor A, Wilson PD. Genetic and environmental risk factors of major cardiovascular malformations. The Baltimore-Washington Infant Study 1981-1989, Perspectives in Pediatric Cardiology, vol.5 Armonk, N.Y: Futura Publishing Co. Inc, 1997.
13. Jenkins KJ, Correa A, Feinstein JA et al. American Heart Association Council on Cardiovascular Disease in the Young. Noninherited risk factors and congenital cardiovascular defects: current knowledge: a scientific statement from the American Heart Association Council on Cardiovascular Disease in the Young: endorsed by the American Academy of Pediatrics. Circulation. 2007 Jun 12;115(23):2995-3014.
14. Anderson RH, Webb S, Brown NA, Lamers W, Moorman A. Development of the heart: (2) Septation of the atriums and ventricles. Heart 2003;89;949-958.
15. Lamers WH, Moorman A. Cardiac Septation: A Late Contribution of the Embryonic Primary Myocardium to Heart Morphogenesis. Circ. Res. 2002;91;93-103.
16. Blom NA, Ottenkamp J, Jongeneel TH, DeRuiter MC, Gittenberger-de Groot AC. Morphogenetic differences of secundum atrial septal defects. Pediatr Cardiol. 2005 Jul-Aug;26(4):338-43.
17. Bharati S, Lev M. The Pathology of Congenital Heart Disease: A Personal Experience With More Than 6,300 Congenitally Malformed Hearts. Blackwell Futura, Volume 1. 1996;452-458.
18. Roskamm H, Bestehorn HP, Neumann FJ, Kalusche D. Herzkrankheiten: Pathophysiologie. Diagnostik. Therapie. Springer, Berlin. 5. Auflage. 2004.
19. Kharouf R, Luxenberg DM, Khalid O, Abdulla R. Atrial Septal Defect: Spectrum of Care. Pediatr Cardiol. 2008 Mar;29(2):271-80.
20. Sommer RJ, Hijazi ZM, Rhodes JH. Pathophysiology of congenital heart disease in the adult: Part I. Shunt lesions. Circulation. 2008 Feb 26;117(8):1090-9.
21. Hanslik A, Pospisil U, Salzer-Muhar U, Greber-Platzer S, Male C. Predictors of

spontaneous closure of isolated secundum atrial septal defect in children: a longitudinal study. Pediatrics. 2006 Oct;118(4):1560-5.

22. Rostad H, Sorland S. Atrial septal defect of secundum type in patients under 40 years of age. A review of 481 operated cases. Symptoms, signs, treatment and early results. Scand J Thorac Cardiovasc Surg 1979; 13:123.

23. Gatzoulis MA, Freeman MA, Siu SC et al. Atrial arrythmia after surgical closure of atrial septal defects in adults. N Engl J Med 1999; 340:839.

24. Berger F, Vogel M, Kramer A et al. Incidence of atrial flutter/fibrillation in adults with atrial septal defect before and after surgery. Ann Thorac Surg 1999; 68:75.

25. Lindsey JB, Hillis LD. Clinical update: atrial septal defect in adults. Lancet 2007; 369,1244–1246.

26. Walker RE, Moran AM, Gauvreau K, Colan SD. Evidence of adverse ventricular interdependence in patients with atrial septal defects. Am J Cardiol 2004; 93:1374.

27. Vogel M, Berger F, Kramer A et al. Incidence of secondary pulmonary hypertension in adults with atrial septal or sinus venosus defects. Heart 1999; 82:30.

28. Konstantinides S, Geibel A, Olschewski M et al. A comparison of surgical and medical therapy for atrial septal defect in adults. N Engl J Med 1995; 333:469.

29. Murphy JG, Gersh BJ, McGoon MD et al. Long-term outcome after surgical repair of isolated atrial septal defect. Follow-up at 27 to 32 years. N Engl J Med 1990;323:1645.

30. Horvath KA, Burke RP, Collins JJ Jr. et al. Surgical treatment of adult atrial septal defect: Early and long-term results. J Am Coll Cardiol 1992; 20:1156.

31. Attie F, Rosas M, Granados N et al. Surgical treatment for secundum atrial septal defects in patients >40 years old. A randomized clinical trial. J Am Coll Cardiol 2001;38:2035.

32. Valente AM, Rhodes JF. Current indications and contraindications for transcatheter atrial septal defect and patent foramen ovale device closure. Am Heart J 2007;153:S81-4.

33. Salehian O, Horlick E, Schwerzmann M et al. Improvements in Cardiac Form and Function After Transcatheter Closure of Secundum Atrial Septal Defects. J Am Coll Cardiol 2005;45:499–504.
34. Butera G, Biondi-Zoccai G, Sangiorgi G et al. Percutaneous versus surgical closure of secundum atrial septal defects: a systematic review and meta-analysis of currently available clinical evidence. EuroIntervention. 2011 Jul;7(3):377-85.
35. Knepp MD, Rocchini AP, Lloyd TR, Aiyagari RM. Long-term follow up of secundum atrial septal defect closure with the amplatzer septal occluder. Congenit Heart Dis. 2010 Jan-Feb; 5(1):32-7.
36. Majunke N, Bialkowski J, Wilson N et al. Closure of atrial septal defect with the Amplatzer septal occlude in adults. Am J Cardiol. 2009 Feb 15;103(4):550-4.
37. Berger F, Vogel M, Alexi-Meskishvili V, Lange PE. Comparison of results and complications of surgical and Amplatzer device closure of atrial septal defects. J Thorac Cardiovasc Surg 1999;118:674.
38. Kaya MG, Baykan A, Dogan A et al. Intermediate-term effects of transcatheter secundum atrial septal defect closure on cardiac remodeling in children and adults. Pediatr Cardiol. 2010 May; 31(4):474-82.
39. Roos-Hesselink JW, Meijboom FJ, Spitaels SE et al. Excellent survival and low incidence of arrhythmias, stroke and heart failure long-term after surgical ASD closure at young age. A prospective follow-up study of 21-33 years. Eur Heart J 2003;24:190.
40. Engelfriet P, Meijboom F, Boersma E, Tijssen J, Mulder B. Repaired and open atrial septal defects type II in adulthood: An epidemiological study of a large European cohort. Int J Cardiol. 2008 Jun 6;126(3):379-85.
41. Khan AA, Tan JL, Li W et al. The impact of transcatheter atrial septal defect closure in the older population: a prospective study. JACC Cardiovasc Interv. 2010 Mar;3(3):276-81.
42. Vincent SD, Buckingham ME. How to make a heart: the origin and regulation of cardiac progenitor cells. Curr Top Dev Biol. 2010;90:1-41.
43. Srivastava D. Making or breaking the heart: from lineage determination to

morphogenesis. Cell. 2006 Sep 22;126(6):1037-48.

44. Prall OW, Menon MK, Solloway MJ et al. An Nkx2-5/Bmp2/Smad1 negative feedback loop controls heart progenitor specification and proliferation. Cell. 2007 Mar 9;128(5):947-59.

45. Akazawa H, Komuro I. Roles of cardiac transcription factors in cardiac hypertrophy. Circ Res. 2003 May 30;92(10):1079-88.

46. Akazawa H, Komuro I. Cardiac transcription factor Csx/Nkx2-5: its role in cardiac development and diseases. Pharmacol Ther. 2005 Aug;107(2):252-68.

47. Posch MG, Perrot A, Berger F, Ozcelik C. Molecular genetics of congenital atrial septal defects. Clin Res Cardiol. 2010 Mar;99(3):137-47.

48. Wolf M, Basson CT. The molecular genetics of congenital heart disease: a review of recent developments. Curr Opin Cardiol. 2010 Feb 24.

49. Benson DW. Genetic origins of pediatric heart disease. Pediatr Cardiol. 2010 Apr;31(3):422-9.

50. Komuro I, Izumo S. Csx: a murine homeobox-containing gene specifically expressed in the developing heart. Proc Natl Acad Sci U S A. 1993 Sep 1;90(17):8145-9.

51. Chen CY, Schwartz RJ. Identification of novel DNA binding targets and regulatory domains of a murine tinman homeodomain factor, nkx-2.5. J Biol Chem. 1995 Jun 30;270(26)15628-33.

52. Schwartz RJ, Olson EN. Building the heart piece by piece: modularity of cis-elements regulating Nkx2-5 transcription. Development. 1999 Oct;126(19):4187-92.

53. Lyons I, Parsons LM, Hartley L et al. Myogenic and morphogenetic defects in the heart tubes of murine embryos lacking the homeobox gene Nkx2-5. Genes Dev. 1995 Jul 1;9(13):1654-66.

54. Jay PY, Harris BS, Buerger A et al. Function follows form: cardiac conduction system defects in Nkx2-5 mutation. Anat Rec A Discov Mol Cell Evol Biol. 2004 Oct;280(2):966-72.

55. Pashmforoush M, Lu JT, Chen H et al. Nkx2-5 pathways and congenital heart

disease; loss of ventricular myocyte lineage specification leads to progressive cardiomyopathy and complete heart block. Cell 2004 Apr 30;117(3):373-86.

56. Tanaka M, Chen Z, Bartunkova S, Yamasaki N, Izumo S. The cardiac homeobox gene Csx/Nkx2.5 lies genetically upstream of multiple genes essential for heart development. Development. 1999 Mar;126(6):1269-80.

57. Schott JJ, Benson DW, Basson CT et al. Congenital heart disease caused by mutations in the transcription factor NKX2-5. Science. 1998 Jul 3;281(5373):108-11.

58. Benson DW, Silberbach GM, Kavanaugh-McHugh A et al. Mutations in the cardiac transcription factor NKX2.5 addect diverse cardiac developmental pathways. J Clin Invest. 1999 Dec;104(11):1567-73.

59. McElhinney DB, Geiger E, Blinder J, Benson DW, Goldmuntz E. NKX2.5 mutations in patients with congenital heart disease. J Am Coll Cardiol. 2003 Nov 5;42(9):1650-5.

60. Reamon-Buettner SM, Hecker H, Spanel-Borowski K, Craatz S, Kuenzel E, Borlak J. Novel NKX2-5 mutations in diseased heart tissues of patients with cardiac malformations. Am J Pathol. 2004 Jun;164(6):2117-25.

61. Elliott DA, Kirk EP, Yeoh T et al. Cardiac homeobox gene NKX2-5 mutations and congenital heart disease: associations with atrial septal defect and hypoplastic left heart syndrome. J Am Coll Cardiol. 2003 Jun 4;41(11):2072-6.

62. Hirayama-Yamada K, Kamisago M, Akimoto K et al. Phenotypes with GATA4 or NKX2.5 mutations in familial atrial septal defects. Am J Med Genet A. 2005 May 15;135(1):47-52.

63. Goldmuntz E, Geiger E, Benson DW. NKX2.5 mutations in patients with tetralogy of fallot. Circulation 2001 Nov 20;104(21):2565-8.

64. Stallmeyer B, Fenge H, Nowak-Göttl U, Schulze-Bahr E. Mutational spectrum in the cardiac transcription factor gene NKX2.5 (CSX) associated with congenital heart disease. Clin Genet. 2010 Dec;78(6):533-40.

65. Reamon-Buettner SM, Borlak J. NKX2.5: an update on this hypermutable homeodomain protein and its role in human congenital heart disease (CHD).

Hum Mut. 2010 Nov,31(11):1185-94.
66. Zhao Z, Rivkees SA Programmed Cell Death in the Developing Heart: Regulation by BMP4 and FGF2. Dev Dyn 2000;217:388–400.
67. Hogan BL. Bone morphogenetic proteins in development. Curr Opin Genet Dev.1996 Aug;6(4):432-8.
68. Marom K, Fainsod A, Steinbeisser H. Patterning of the mesoderm involves several threshold responses to BMP-4 and Xwnt-8. Mech Dev. 1999 Sep;87(1-2):33-44.
69. Winnier G, Blessing M, Labosky PA, Hogan BLM. Bone morphogenetic protein-4 is required for mesoderm formation and patterning in the mouse. Gene Dev 1995;9:2105–16.
70. Herpin A, Cunningham C. Cross-talk between the bone morphogenetic protein pathway and other major signaling pathways results in tightly regulated cell-specific outcomes. FEBS J. 2007 Jun;274(12):2977-85.
71. Miyazono K, Kamiya Y, Morikawa M. Bone morphogenetic protein receptors and signal transduction. J Biochem. 2010 Jan;147(1):35-51.
72. Müller TC, Grünig E, Kebbewar M, Fischer C, Janssen B. Familiäre pulmonal-arterielle Hypertonie medgen 2006,18:318-23.
73. Nelsen SM and Christian JL. Site-specific Cleavage of BMP4 by Furin, PC6, and PC7. J Biol Chem 2009 Oct 2;284(40):27157-66.
74. Brand T. Heart development: molecular insights into cardiac specification and early morphogenesis. Dev Biol. 2003 Jun 1;258(1):1-19.
75. Chocron S, Verhoeven MC, Rentzsch F, Hammerschmidt M, Bakkers J. Zebrafish Bmp4 regulates left-right asymmetry at two distinct developmental time points. Dev Biol. 2007 May 15;305(2):577-88.
76. Ramsdell AF, Yost HJ. Cardiac looping and the vertebrate left-right axis: antagonism of left-sided Vg1 activity by a right-sided ALK2-dependent BMP pathway. Development. 1999 Dec;126(23):5195-205.
77. Delot EC, Bahamonde ME, Zhao M, Lyons KM. BMP signaling is required for septation of the outflow tract of the mammalian heart. Development

2003;130:209–20.
78. Schneider MD, Gaussin V, Lyons KM. Tempting fate: BMP signals for cardiac morphogenesis. Cytokine Growth Factor Rev. 2003 Feb;14(1):1-4.
79. Nakajima Y, Yamagishi T, Ando K, Nakamura H. Significance of bone morphogenetic protein-4 function in the initial myofibrillogenesis of chick cardiogenesis. Dev Biol. 2002 May 15;245(2):291-303.
80. Choi M, Stottmann RW, Yang YP, Meyers EN, Klingensmith J. The bone morphogenetic protein antagonist noggin regulates mammalian cardiac morphogenesis. Circ Res. 2007 Feb 2;100(2):220-8.
81. Liu W, Selever J, Wang D et al. Bmp4 signaling is required for outflow-tract septation and branchial-arch artery remodeling. Proc Natl Acad Sci U S A. 2004 Mar 30;101(13):4489-94.
82. van Wijk B, Moorman AF, van den Hoff MJ. Role of bone morphogenetic proteins in cardiac differentiation. Cardiovasc Res. 2007 May 1;74(2):244-55.
83. Rutenberg JB, Fischer A, Jia H, Gessler M, Zhong TP, Mercola M. Developmental patterning of the cardiac atrioventricular canal by Notch and Hairy-related transcription factors. Development. 2006 Nov;133(21):4381-90.
84. Nakajima Y, Yamagishi T, Hokari S, Nakamura H. Mechanisms involved in valvuloseptal endocardial cushion formation in early cardiogenesis: roles of transforming growth factor (TGF)-beta and bone morphogenetic protein (BMP). Anat Rec. 2000 Feb 1;258(2):119-27.
85. McCulley DJ, Kang JO, Martin JF, Black BL. BMP4 is required in the anterior heart field and its derivatives for endocardial cushion remodeling, outflow tract septation, and semilunar valve development. Dev Dyn. 2008 Nov;237(11):3200-9.
86. Jiao K, Kulessa H, Tompkins K et al. An essential role of Bmp4 in the atrioventricular septation of the mouse heart. 2003 Oct 1;17(19):2362-7.
87. Uchimura T, Komatsu Y, Tanaka M, McCann KL, Mishina Y. Bmp2 and Bmp4 genetically interact to support multiple aspects of mouse development including functional heart development. Genesis. 2009 Jun;47(6):374-84.
88. Goldman DC, Donley N, Christian JL. Genetic interaction between Bmp2 and

Bmp4 reveals shared functions during multiple aspects of mouse organogenesis. Mech Dev. 2009 Mar-Apr;126(3-4):117-27.

89. Ziemssen F, Schnepf R, Pfeiffer A. SSCP (single strand conformation polymorphism) analysis for detection of point mutations. A technique and its limits exemplified by dominantly inherited forms of diabetes (MODY). Med Klin (Munich). 2001 Sep 15;96(9):515-20.

90. Von Haeseler A, Liebers D. Molekulare Evolution. Fischer. 2003.

91. Lottspeich F, Engels JW. Bioanalytik. Spektrum. 2006. 2.Auflage.

92. Orita M, Iwahana H, Kanazawa H, Hayashi K, Sekiya T. Detection of polymorphism of human DNA by gel electrophoresis as single-strand conformation polymorphism. Proc Natl Acad Sci U S A. 1989 Apr;86(8):2766-70.

93. Nataraj AJ, Olivos-Glander I, Kusukawa N, Highsmith WE Jr. Single-strand conformation polymorphism and heteroduplex analysis for gel-based mutation detection. Electrophoresis. 1999 Jun;20(6):1177-85.

94. Pfaffl MW. Real-Time RT-PCR: Neue Ansätze zur exakten mRNA Quantifizierung. BIOspektrum 10. Jahrgang. 2004 Jan;92-95.

95. Kubista M, Andrade JM, Bengtsson M et al. The real-time polymerase chain reaction. Mol Aspects Med. 2006 Apr-Jun;27(2-3):95-125.

96. Xiao W, Oefner PJ. Denaturing high-performance liquid chromatography: A review. Hum Mutat. 2001 Jun;17(6):439-74.

97. Premstaller A, Oefner PJ. "Denaturing HPLC of Nucleic Acids". LCGC Europe. Jul 2002;1-10.

98. Mitchell M, Cutler J. Denaturing HPLC for mutation screening. Methods Mol Biol. 2011;688:17-33.

99. Bienert T, Krahe S. Schnelles Detektieren und vollautomatisches Screenen von Punktmutationen (SNPs), Industrie-Applikationen. BIOspektrum 10.Jahrgang, May 2004;695-696.

100. "Workshop DHPLC" Heinrich-Heine-Universität, Düsseldorf, 18./19. Nov 2004.

101. Zhang W, Li X, Shen A, Jiao W, Guan X, Li Z. Screening NKX2.5 mutation in

a sample of 230 Han Chinese children with congenital heart diseases. Genet Test Mol Biomarkers.2009 Apr;13(2):159-62.

102. Liu XY, Yang YQ, Yang Y, Lin XP, Chen YH. Mutation of NKX2-5 gene in patients with atrial septal defect. Zhonghua Er Ke Za Zhi. 2009 Sep 15;89(34):2395-9.

103. Peng T, Wang L, Zhou SF, Li X. Mutations of the GATA4 and NKX2.5 genes in Chinese pediatric patients with non-familiar congenital heart disease. Genetica. 2010 Dec;138(11-12):1231-40

104. Felder B, Stegmann K, Schultealbert A et al. Evaluation of BMP4 and ist specific inhibitor NOG as candidates in human neural tube defects (NTDs). Eur J Hum Genet. 2002 Nov;10(11):753-6.

105. Suzuki S, Marazita ML, Cooper ME, et al. Mutations in BMP4 are associated with subepithelial, microform and overt cleft lip. Am J Hum Genet. 2009 Mar;84(3):406-11.

106. Lubbe SJ, Pittman AM, Matijssen C et al. Evaluation of germline BMP4 mutation as a cause of colorectal cancer. Hum Mut. 2011 Jan;32(1):E1928-38.

107. Cartegni L, Chew SL, Krainer AR. Listening to silence and understanding nonsense: exonic mutations that affect splicing. Nat Rev Genet 2002 Apr;3(4):285-98.

108. Wang J, Smith PJ, Krainer AR, Zhang MQ. Distribution of SR protein exonic splicing enhancer motifs in human protein-coding genes. Nucleic Acids Res.2005 Sep 7;33(16):5053-62.

109. Terada R, Warren S, Lu JT, Chien KR, Wessels A, Kasahara H. Ablation of Nkx2-5 at midembryonic stage results in premature lethality and cardiac malformation. Cardiovasc Res. 2011 Jul 15;91(2):289-99.

110. Briggs LE, Takeda M, Cuadra AE et al. Perinatal loss of Nkx2.5 results in rapid conduction and contraction defects. Circ Res. 2008 Sep 12, 103(6):580-90.

111. Targoff KL, Schell T, Yelon D. Nkx genes regulate heart tube extension and exert differential effects on ventricular and atrial cell number. Dev Biol. 2008 Oct 15, 322(2):314-21.

112. Ikeda Y, Hiroi Y, Hosoda T et al. Novel point mutation in the cardiac transcription factor CSX/NKX2.5 associated with congenital heart disease. Circ. 2002 J 66: 561-563.
113. Hobbs CA, Cleves MA, Keith C, Ghaffar S, James SJ. NKX2.5 and congenital heart defects: A population-based study. Am J Med Genet A. 2005 Apr 15;134A(2):223-5.
114. Sarkozy A, Conti E, Neri C et al. Spectrum of atrial septal defects associated with mutations of NKX2.5 and GATA4 transcription factors. J Med Genet. 2005 Feb;42(2):e16.
115. Akcaboy MI, Cengiz FB, Inceoglu B et al. The effect of p.Arg25Cys alteration in NKX2-5 on conotruncal heart anomalies:mutation or polymorphism? Pediatr Cardiol. 2008 Jan;29(1):126-9.
116. Hamanoue H, Rahayuningsih SE, Hirahara Y et al. Genetic screening of 104 patients with congenitally malformed hearts revealed a fresh mutation of GATA4 in those with atrial septal defects. Cardiol Young 2009 Sep;19(5):482-5.
117. Zhang WM, Li XF, Ma ZY et al. GATA4 and NKX2.5 gene analysis in Chinese Uygur patients with congenital heart disease. Chin Med J (Engl.). 2009 Feb 20;122(4):416-9.
118. Esposito G, Grutter G, Drago F et al. Molecular analysis of PRKAG2, LAMP2, and NKX2-5 genes in a cohort of 125 patients with accessory atrioventricular connection. Am J Med Genet A. 2009 Jul;149A(7):1574-7.
119. Liu XY, Yang YQ, Yang Y, Lin XP, Chen YH. Novel NKX2-5 mutations identified in patients with congenital ventricular septal defects. Zhonghua Yi Xue Za Zhi. 2009 Sep 15;89(34):2395-9.
120. Gioli-Pereira L, Pereira AC, Mesquita SM et al. NKX2.5 mutations in patients with non-syndromic congenital heart disease. Int J Cardiol. 2010 Feb 4;138(3):261-5.
121. Liu XY, Wang J, Yang YQ et al. Novel NKX2-5 Mutations in patients with familial atrial septal defects. Pediatr Cardiol. 2011 Feb;32(2):193-201.
122. Wang J, Chen Q, Wang L et al. Identifying novel mutations of NKX2-5

congenital heart disease patients of chinese minority groups. Int J Cardiol. 2011 Apr 1;148(1):102-4.
123. Wang J, Liu XY, Yang YQ. Novel NKX2-5 mutations responsible for congenital heart disease. Genet Mol Res. 2011 Nov 29;10(4):2905-15.
124. Chen D, Zhao M, Mundy GR. Bone morphogenetic proteins. Growth Factors. 2004 Dec;22(4):223-41.
125. Weber, S., Taylor JC, Winyard P et al. SIX2 and BMP4 mutations associate with anomalous kidney development. J Am Soc Nephrol. 2008 May;19(5):891-903.
126. He JL, Liu JH, Liu F, Tan P, Lin T, Li XL. Mutation screening of BMP4 and Id2 genes in Chinese patients with congenital ureteropelvic junction obstruction. Eur J Pediatr. 2011 Sep 17.
127. Zhang X, Li S, Xiao X et al. Mutational screening of 10 genes in Chinese patients with microphthalmia and/or coloboma. Mol Vis. 2009 Dec 27;15:2911-8.
128. Bakrania P, Efthymiou M, Klein JC et al. Mutations in BMP4 cause eye, brain, and digit developmental anomalies:overlap between the BMP4 and hedgehog signaling pathways. Am J Hum Genet. 2008 Feb;82(2):304-19.
129. Chen T, Li Q, Xu J, et al. Mutation screening of BMP4, BMP7, HOXA4 and HOXB6 genes in Chinese patients with hypospadias. Eur J Hum Genet. 2007 Jan;15(1):23-8.
130. Nakano T, Nimura F, Hohenfellner K, Miyakita E, Ichikawa I. Screening for mutations in BMP4 and FOXC1 genes in congenital anomalies of the kidney and urinary tract in humans. Tokai J Exp Clin Med. 2003 Oct;28(3):121-6.
131. Xu M, Shore EM. Mutational screening of the bone morphogenetic protein 4 gene in a family with fibrodysplasia ossificans progressive. Clin Orthop Relat Res. 1998 Jan;(346):53-8.
132. Jain R, Rentschler S, Epstein JA. Notch and cardiac outflow tract development. Ann N Y Acad Sci. 2010 February;1188:184–190.
133. Maslen CL. Molecular genetics of atrioventricular septal defects. Curr Opin Cardiol. 2004 May;19(3):205-10.

134. Puskaric S, Schmitteckert S, Mori AD et al. Shox2 mediates Tbx5 activity by regulating Bmp4 in the pacemaker region of the developing heart. Hum Mol Genet. 2010 Dec 1;19(23):4625-33.

135. Winston JB, Erlich JM, Green CA et al. Heterogeneity of genetic modifiers ensures normal cardiac development. Circulation. 2010 Mar 23;121(11):1313-21.

136. Lickert H, Takeuchi JK, Von Both I et al. Baf60c is essential for function of BAF chromatin remodeling complexes in heart development. Nature. 2004 Nov 4;432(7013):107-12.

137. Takeuchi JK, Lou X, Alexander JM et al. Chromatin remodeling complex dosage modulates transcription factor function in heart development. Nat Commun. 2011 Feb;2:187.

138. Vallaster M, Vallaster CD, Wu SM. Epigenetic mechanisms in cardiac development and disease. Acta Biochim Biophys Sin (Shanghai). 2012 Jan;44(1):92-102.

139. Sauna ZE, Kimchi-Sarfaty C, Ambudkar SV, Gottesman MM. The sounds of silence: synonymous mutations affect function. Pharmacogenomics. 2007 Jun;8(6):527-32.

140. Chen JM, Férec C, Cooper DN. Closely spaced multiple mutations as potential signatures of transient hypermutability in human genes. Hum Mutat. 2009 Oct;30(10):1435-48.

141. Reamon-Buettner SM, Ciribilli Y, Traverso I, Kuhls B, Inga A, Borlak J. A functional genetic study identifies HAND1 mutations in septation defects of the human heart. Hum Mol Genet. 2009 Oct 1;18(19):3567-78.

142. Kakavas VK, Plageras P, Vlachos TA, Papaioannou A, Noulas VA. PCR-SSCP: a method for the molecular analysis of genetic diseases. Mol Biotechnol. 2008 Feb;38(2):155-63.

143. Hayashi K, Yandell DW. How sensitive is PCR-SSCP? Hum Mutat. 1993;2(5):338-46.

144. Sheffield VC, Beck JS, Kwitek AE, Sandstrom DW, Stone EM. The sensitivity of single-strand conformation polymorphism analysis for the detection of single

base substitutions. Genomics. 1993 May;16(2):325-32.
145. Jordanova A, Kalaydjieva L, Savov A, et al. SSCP analysis:a blind sensitivity trial. Hum Mutat. 1997;10(1):65-70.
146. Fan E, Levin DB, Glickman BW, Logan DM. Limitations in the use of SSCP analysis. Mutat Res. 1993 Jul;288(1):85-92.
147. Kukita Y, Tahira T, Sommer SS, Hayashi K. SSCP analysis of long DNA fragments in low ph gel. Hum Mutat. 1997;10(5):400-7.
148. Ren J, Ueland PM. Temperature and pH effects on single-strand conformation polymorphism analysis by capillary electrophoresis. Hum Mutat. 1999;13(6):458-63.
149. Savov A, Angelicheva D, Jordanova A, Eigel A, Kalaydjieva L. High percentage acrylamide gels improve resolution in SSCP analysis. Nucleic Acids Res. 1992 Dec 25;20(24):6741-2.
150. Markoff A, Savov A, Vladimirov V, Bogdanova N, Kremensky I, Ganev V. Optimization of singlestrand conformation polymorphism analysis in the presence of polyethylene glycol. Clin Chem. 1997 Jan;43(1):30-3.
151. Ravnik-Glavac M, Glavac D, Dean M. Sensitivity of single-strand conformation polymorphism and heteroduplex method for mutation detection in the cystic fibrosis gene. Hum Mol Genet. 1994 May;3(5):801-7.
152. Glavac D, Dean M. Optimization of the single-strand conformation polymorphism (SSCP) technique for detection of point mutations. Hum Mutat. 1993;2(5):404-14.
153. Vallian S, Nassiri I. Development of a sensitive deaminated single-strand conformation polymorphism (DSSCP). Appl Biochem Biotechnol. 2010 Mar;160(3):927-31.
154. Li Q, Li LY, Huang SW et al. Rapid genotyping of known mutations and polymorphisms in betaglobin gene based on the DHPLC profile patterns of Homoduplexes and heteroduplexes. Clin Biochem. 2008 Jun;41(9):681-7.
155. Fackenthal DL, Chen PX, Das S. Denaturing high-performance liquid chromatography for mutation detection and genotyping. Methods Mol Biol.

2005;311:73-96.

156. Biggin A, Henke R, Bennetts B, Thorburn DR, Christodoulou J. Mutation screening of the mitochondrial genome using denaturing high-performance liquid chromatography. Mol Genet Metab 2005; 84:61–74.

157. Frueh FW, Noyer-Weidner M. The use of denaturing high-performance liquid chromatography (DHPLC) for the analysis of genetic variations: impact for diagnostics and pharmacogenetics. Clin Chem Lab Med. 2003 Apr;41(4):452-61.

158. Jones AC, Austin J, Hansen N et al. Optimal temperature selection for mutation detection by denaturing HPLC and comparison to single- stranded conformation polymorphism and heteroduplex analysis. Clin. Chem. 45 (1999) 1133–1140.

159. Yamanoshita O, Kubota T, Hou J et al. DHPLC is superior to SSCP in screening p53 mutations in esopageal cancer tissues. Int J Cancer. 2005 Mar 10;114(1):74-9.

160. Bunn CF, Lintott CJ, Scott RS, George PM. Comparison of SSCP and DHPLC for the detection of LDLR mutations in a New Zealand cohort. Hum Mutat 2002 Mar;19(3):311.

161. Dobson-Stone C, Cox RD, Lonie et al. Comparison of fluorescent single-strand conformation polymorphism analysis and denaturing high-performance liquid chromatography for detection of EXT1 and EXT2 mutations in hereditary multiple exostoses. Eur J Hum Genet. 2000 Jan;8(1):24-32.

162. Ellis LA, Taylor CF, Taylor GR. A comparison of fluorescent SSCP and denaturing HPLC for high throughput mutation scanning. Hum Mutat. 2000;15(6):556-64.

163. Choy YS, Dabora SL, Hall F et al. Superiority of denaturing high performance liquid chromatography over single-strand conformation and conformation-sensitive gel electrophoresis for mutation detection in TSC2. Ann Hum Genet. 1999 Sep;63(Pt 5):383-91.

164. Gross E, Arnold N, Goette J, Schwarz-Boeger U, Kiechle M. A comparison of BRCA 1 mutation analysis by direct sequencing, SSCP and DHPLC. Hum

Genet. 1999 Jul-Aug;105(1-2):72-8.

165. Jespersgaard C, Larsen LA, Baba S et al. Optimization of capillary array electrophoresis singlestrand conformation polymorphism analysis for routine molecular diagnostics.Electrophoresis. 2006 Oct;27(19):3816-22.

166. Arnold N, Gross E, Schwarz-Boeger U et al. A highly sensitive, fast, and economical technique for mutation analysis in hereditary breast and ovarian cancers. Hum Mutat. 1999;14(4):333-9.

167. Gerhardus A, Schleberger H, Schlegelberger B, Gadzicki D. Diagnostic accuracy of methods for the detection of BRCA1 and BRCA2 mutations: a systematic review. Eur J Hum Genet. 2007 Jun;15(6):619-27.

168. Wolford JK, Blunt D, Ballecer C, Prochazka M. High-throughput SNP detection by using DNA pooling and denaturing high performance liquid chromatography (DHPLC). Hum Genet. 2000 Nov;107(5):483-7.

169. Rohlin A, Wernersson J, Engwall Y et al. Parallel sequencing used in detection of mosaic mutations: comparison with four diagnostic DNA screening techniques. Hum Mutat. 2009 Jun;30(6):1012-20.

170. Timmermann B, Albrecht MW, Amstislavskiy V et al. Systematische Analyse der genetischen Variabilität des Menschen. Laborwelt. 3/2009, 10.Jahrgang;8-10.

171. Kotschote S, Wagner C, Marschall C, Mayer K, Hirv K, Klein HG. Next Generation Sequencing in der molekularen Diagnostik. Laborwelt. 5/2010, 11.Jahrgang;12-15.

8 Publikationsliste

Paper

Posch, M.G., Perrot, A., Schmitt, K., Mittelhaus, S., Esenwein, E.M. et al. *Mutations in GATA4, NKX2.5, CRELD1, and BMP4 are infrequently found in patients with congenital cardiac septal defects.* Am J Med Genet A, 2008. 146(2): p. 251-3

Motomura, T., Bruckner, B., La Francesca, S., Mittelhaus, S., Chike-Obi, C., Leon-Becerril, J., Ngo, U. and Loebe, M. *Experience of Sternal Secondary Closure by Means of a Titanium Fixation System After Transverse Thoracosternotomy.* Artif Organs. 2011 Aug;35(8):E168-73.

Poster

Posch MG, Esenwein EM, Mittelhaus S, Schmitt KR et al. *Mutationsanalyse in Krankheits- und Kandidatengenen bei 192 Patienten mit Vorhofseptumdefekt vom Sekumdumtyp.* [73. Jahrestagung DGK Mannheim, 12.-14.4.2007] Clin Res Cardiol, 2007; 96(Suppl 1): P936

Schmitt KR, Posch MG, Esenwein EM, Stiller B et al. *Mutationsanalysen in Krankheits- und Kandidatengenen bei 105 Patienten mit ASDII.* [39. Jahrestagung DGPK Neu-Ulm, 6.- 9.10.2007] Clin Res Cardiol, 2007; 96(9): 680

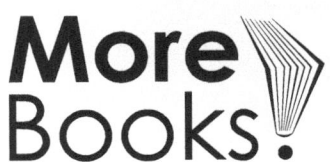
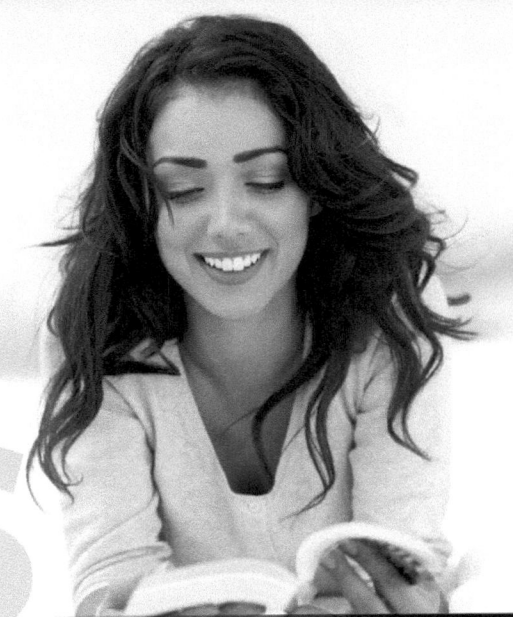

i want morebooks!

Buy your books fast and straightforward online - at one of world's fastest growing online book stores! Environmentally sound due to Print-on-Demand technologies.

Buy your books online at

www.get-morebooks.com

Kaufen Sie Ihre Bücher schnell und unkompliziert online – auf einer der am schnellsten wachsenden Buchhandelsplattformen weltweit! Dank Print-On-Demand umwelt- und ressourcenschonend produziert.

Bücher schneller online kaufen

www.morebooks.de

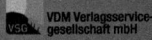

VDM Verlagsservicegesellschaft mbH
Heinrich-Böcking-Str. 6-8   Telefon: +49 681 3720 174   info@vdm-vsg.de
D - 66121 Saarbrücken   Telefax: +49 681 3720 1749   www.vdm-vsg.de

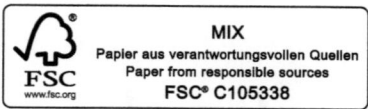

Printed by Books on Demand GmbH, Norderstedt / Germany